中药学速记彩色图谱

第一册

主　编　王满恩

副主编　裴　华　马泽峰　王　庆　李桂方　谢惠敏

　　　　孙　玉　谢军成　李建军　刘士勋　张　荣

山西出版传媒集团
山西科学技术出版社

图书在版编目（CIP）数据

中药学速记彩色图谱. 第一册 / 王满恩主编. 一太
原：山西科学技术出版社，2018.3
　ISBN 978 - 7 - 5377 - 5712 - 6

　Ⅰ. ①中… Ⅱ. ①王… Ⅲ. ①中药学 - 图谱 Ⅳ.
①R28-64

中国版本图书馆 CIP 数据核字（2018）第 031506 号

中药学速记彩色图谱（第一册）
ZHONGYAOXUE SUJI CAISE TUPU （DIYICE）

出 版 人	赵建伟	
主 编	王满恩	
责任编辑	宋 伟	
责任发行	阎文凯	
封面设计	杨宇光	

出版发行：山西出版传媒集团·山西科学技术出版社
　　　　　地址：太原市建设南路 21 号　邮编：030012

编辑部电话：0351 - 4922078
编辑部邮箱：shanxikeji@qq.com
发行部电话：0351 - 4922121

经 销	各地新华书店	
印 刷	太原康全印刷有限公司	
网 址	www.sxkxjscbs.com	
微 信	sxkjcbs	

开　本：850mm×1168mm　1/64　　印张：3.5
字　数：168 千字
印　数：1-3000 册
版　次：2018 年 5 月第 1 版　　2018 年 5 月山西第 1 次印刷

书　号：ISBN 978 - 7 - 5377 - 5712 - 6
定　价：16.00 元

本社常年法律顾问：王葆柯
如发现印、装质量问题，影响阅读，请与发行部联系调换。

编委会名单

内容简介

本丛书以《中华人民共和国药典》（2015 年版）及《中药学》（第七版）的知识精华为指导，从我国中草药宝库中精选了当代临床常用的 450 种中草药，详细介绍了每种中草药的基源、性味归经、功效、临床应用、性能特点、用法用量、使用注意等，文字通俗易懂。书中为每种中草药一一配备了精美的高清彩色鲜药和饮片图片，还增加了一些药物主要识别特征的局部放大图，以方便读者朋友们进行对照识别。

丛书集识药、用药于一体，适合广大中医药专业学生、普通家庭、中医药爱好者及医务工作者收藏和阅读。

前　言

　　我国是一个具有悠久历史、深厚文化底蕴的大国，各种文化在这里盛开，争奇斗艳，各种风流人物在这里出生，指点江山。而我国的中医药文化，作为在我国传承了数千年的优秀传统文化，更是众多灿烂文化瑰宝中的一朵奇葩。它源远流长，不仅在不同的历史时期，为我国人民和世界人民的健康和繁衍作出了巨大贡献，在人们与疾病的斗争中发挥重要作用，而且在此过程中还不断壮大、丰富和发展，出现了众多优秀的医药学家、医药学专著。

　　中草药作为宝贵的天然药物资源，受到了世界人民的青睐，始终吸引着世界的目光，同时，纯天然特性也是中医区别于其他医学的重要标志。现今，越来越多的人倾向于选择用中草药来预防和治疗疾病、美容美体和日常保健。目前，全国各地使用的中草药品种已有 5000 余种。基于此，编者从人们的日常生活出发，结合现代人们生活特点，本着科学严谨的态度，从中草药宝库中精选了 450 种常见中草药，编成了这套《中药学速记彩色图谱》。

丛书按药材功效分类,分为:解表药、清热药、泻下药、祛风湿药、化湿药、利水渗湿药、温里药、理气药、消食药、驱虫药、止血药、活血化瘀药、化痰止咳平喘药、安神药、平肝息风药、开窍药、补虚药、收涩药、涌吐药、杀虫止痒药 20 大类。书中采用图文对照的形式精心编排,从基源、性味归经、功效、临床应用、性能特点、用法用量等多个方面详细介绍,内容详实,通俗易懂,方便人们在日常生活中识别和应用中草药。书中还针对各种中草药标注了使用注意,以提醒读者,便于大家能够更加安全地使用药材。同时,本书还选取了近 1000 幅高清彩色照片,便于读者识别。通过彩色照片和文字的相互对照,使广大读者能够轻松、快速、准确地识别与应用常用中草药。

我们衷心希望本丛书在传承和传播优秀中医药文化、普及中医药知识、提高医疗保健水平、保障人民健康、保护和开发中草药资源等方面都能发挥积极作用。需要特别提醒的是:广大读者朋友在阅读和应用本书时,如果想要按照书中所列功效应用药材时,必须要在专业医师的指导下正确使用,以免造成不必要的伤害!

希望本丛书的面世能够起到抛砖引玉的作用,更希望有越来越多的有识之士能够加入我们的行列,为我国中医药文化的传承和传播出谋划策,为人类的健康事业贡献自己的力量。

读者交流邮箱:xywenhua@aliyun.com。

编 者

目 录

解表药

发散风寒药　002

桂枝　004
紫苏叶　006
生姜　008
香薷　010
荆芥　012
防风　014
羌活　016
藁本　018
白芷　020
细辛　022
苍耳子　024
辛夷　026
葱白　028
胡荽　030
柽柳　032
鹅不食草　034
发散风热药　036
薄荷　036
牛蒡子　038
桑叶　040
菊花　042
蔓荆子　044

柴胡　046
升麻　048
葛根　050
淡豆豉　052
浮萍　054
木贼　056

清热药

清热泻火药　060
石膏　060
寒水石　062
知母　064
芦根　066
天花粉　068

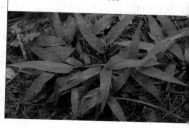

竹叶　　　　070
淡竹叶　　　072
鸭跖草　　　074
栀子　　　　076
夏枯草　　　078
决明子　　　080
熊胆　　　　082
谷精草　　　084
密蒙花　　　086
青葙子　　　088
清热燥湿药　090
黄芩　　　　090
黄连　　　　092
黄柏　　　　094
龙胆　　　　096
苦参　　　　098

白鲜皮　　　100
椿皮　　　　102
清热解毒药　104
金银花　　　104
连翘　　　　106
大青叶　　　108
板蓝根　　　110
青黛　　　　112
蒲公英　　　114
紫花地丁　　116
重楼　　　　118
木芙蓉叶　　120
野菊花　　　122
四季青　　　124
鱼腥草　　　126
金荞麦　　　128
穿心莲　　　130
半边莲　　　132
山慈菇　　　134
漏芦　　　　136
白花蛇舌草　138
大血藤　　　140
土茯苓　　　142
白蔹　　　　144
白头翁　　　146

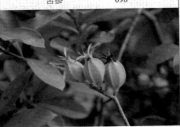

鸦胆子　　　　148
马齿苋　　　　150
秦皮　　　　　152
地锦草　　　　154
射干　　　　　156
山豆根　　　　158
马勃　　　　　160
朱砂根　　　　162
木蝴蝶　　　　164
土牛膝　　　　166
胖大海　　　　168
肿节风　　　　170
拳参　　　　　172
绿豆　　　　　174
清热凉血药　　176
地黄　　　　　176
玄参　　　　　178
牡丹皮　　　　180
赤芍　　　　　182
紫草　　　　　184
水牛角　　　　186
清虚热药　　　188
青蒿　　　　　188
白薇　　　　　190
地骨皮　　　　192

银柴胡　　　　194
胡黄连　　　　196

泻下药

攻下药　　　　200
番泻叶　　　　200
芦荟　　　　　202
润下药　　　　204
火麻仁　　　　204
郁李仁　　　　206
峻下逐水药　　208
甘遂　　　　　208
京大戟　　　　210
芫花　　　　　212
商陆　　　　　214

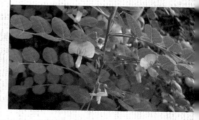

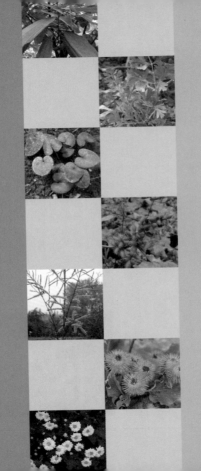

解表药

发散风寒药

麻黄

基　　源： 为麻黄科植物草麻黄*Ephedra sinica* stapf、中麻黄*Ephedra intermedia* Schenk et C. A. Mey或木贼麻黄*Ephedra equisetina* Bge.的干燥草质茎。

性味归经： 辛、微苦，温。归肺、膀胱经。

功　　效： 发汗解表，宣肺平喘，利水消肿。

临床应用： ①外感风寒，发热头痛；②咳嗽气喘；③风水水肿。

性能特点： 本品善于宣肺气，开腠理，透毛窍，为辛温解表之峻剂，发汗力强，被称为"发汗解表第一药"；主入肺经，又能宣通肺气，以止咳平喘，为治疗肺气壅遏所致咳喘的要药。

用法用量： 煎服，2～10克。

使用注意： 表虚自汗、阴虚盗汗及肺肾虚喘者均慎用。

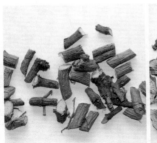
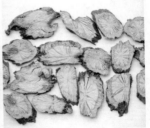

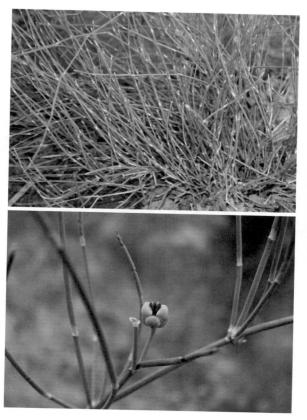

桂枝

基　　源： 为樟科植物肉桂*Cinnamomum cassia* Presl的干燥嫩枝。

性味归经： 辛、甘，温。归心、肺、膀胱经。

功　　效： 发汗解肌，温通经脉，助阳化气，平冲降气。

临床应用： ①外感风寒，表虚；②关节痹痛，痛经；③痰饮；④心悸。

性能特点： 本品发汗之力较麻黄温和，能温通扶阳，助卫实表，发汗解肌，治疗外感风寒。对于外感风寒，不论表实无汗、表虚有汗还是阳虚受寒者皆宜。

用法用量： 煎服，3～10克。

使用注意： 温热病及阴虚阳盛，血热妄行者忌用。

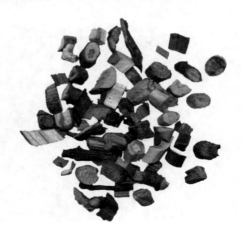

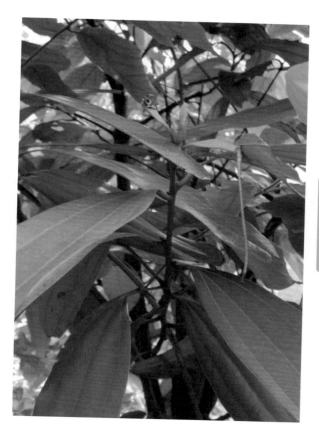

紫苏叶

基　　源：为唇形科植物紫苏 *Perilla frutescens*（L.）Britt.的干燥叶（或带嫩枝）。

性味归经：辛，温。归肺、脾经。

功　　效：解表散寒，行气和胃。

临床应用：①气滞，恶心呕逆；②胸闷呕吐，妊娠呕吐。

性能特点：本品发汗解表散寒之力较为缓和，轻证可以单用，重证须与其他发散风寒药合用。既能发汗解表，又善行气宽中而止呕、安胎。

用法用量：煎服，5～10克。

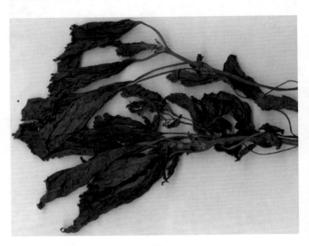

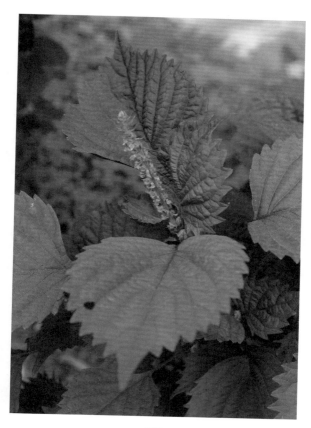

生姜

基　　源： 为姜科植物姜*Zingiber officinale* Rosc.的新鲜根茎。

性味归经： 辛，微温。归肺、脾、胃经。

功　　效： 解表散寒，温中止呕，化痰止咳，解鱼、蟹毒。

临床应用： ①风寒感冒；②胃寒呕吐；③寒痰咳嗽。

性能特点： 本品能解表散寒，但作用较弱，又能温胃散寒，和中降逆，为止呕良药，素有"呕家圣药"之称，随证配伍可治疗多种呕吐，尤以胃寒呕吐最宜。

用法用量： 煎服，3～10克，或捣汁服。

使用注意： 阴虚内热及热盛者忌服。

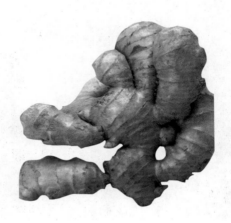

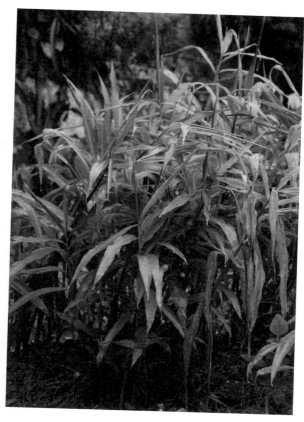

香薷

基　源： 为唇形科植物石香薷*Mosla chinensis* Maxim.或江香薷*Mosla chinensis* 'Jiangxiangru'的干燥地上部分。

性味归经： 辛，微温。归肺、胃经。

功　效： 发汗解表，化湿和中，利水消肿。

临床应用： ①暑湿感冒；②水肿，小便不利。

性能特点： 本品外能发汗解表散寒，内能化湿和中祛暑，最宜于夏季外感风寒、内伤湿邪的阴暑证，故前人称"香薷乃夏月解表之药"，善发汗解暑，兼能利尿，颇似麻黄，有"夏月麻黄"之称。

用法用量： 煎服，3～10克。利水消肿须浓煎服。

使用注意： 表虚有汗者忌用。

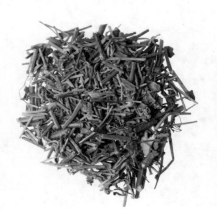

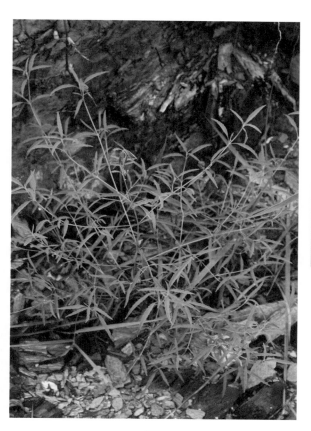

荆芥

基　　源：为唇形科植物荆芥*Schizonepeta tenuifolia* Briq.的干燥地上部分。

性味归经：辛，微温。归肺、肝经。

功　　效：解表散风，透疹消疮，止血。

临床应用：①风寒感冒；②风疹瘙痒，麻疹不透；③疮疡初起；④吐衄下血。

性能特点：本品辛香透散，微温不燥，性较平和，善散风邪，为发散风寒药中药性最为平和之品。质轻透散，祛风止痒，宣散疹毒；又有消散疮疡之效。

用法用量：煎服，5～10克。不宜久煎。发散透疹消疮宜生用；止血宜炒炭用；荆芥穗长于祛风。

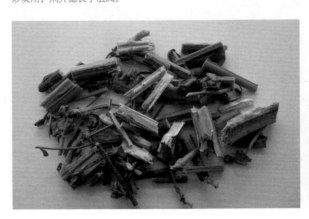

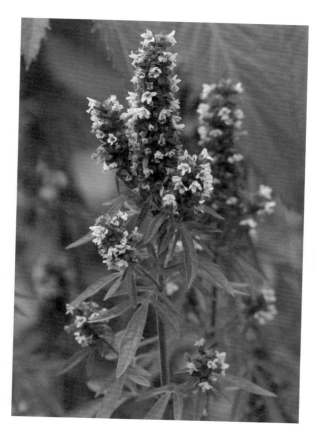

防风

基　　源： 为伞形科植物防风 *Saposhnikovia divaricata*(Turcz.) Schischk
的干燥根。

性味归经： 辛、甘，微温。归膀胱、肝、脾经。

功　　效： 祛风解表，胜湿止痛，止痉。

临床应用： ①外感风寒、风湿；②风疹瘙痒，风湿痹痛；③破伤风。

性能特点： 本品性升散，以祛风为主，为治风通用之品。且甘缓不
峻，药力和缓，故外感风寒、风湿、风热表证及风疹瘙痒均可配伍使
用；又能胜湿止痛，为较常用之祛风湿、止痹痛药。

用法用量： 煎服，5～10克。

使用注意： 阴血亏虚、热病动风者慎用或忌用。

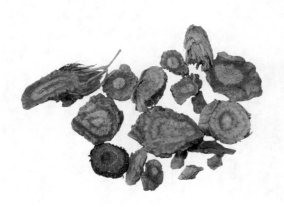

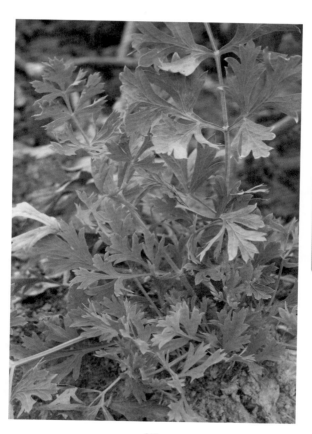

羌活

基　　源： 为伞形科植物羌活*Notopterygium incisum* Ting ex H. T. Chang 或宽叶羌活*Notopterygium franchetii* H.deBoiss.的干燥根茎和根。

性味归经： 辛、苦，温。归膀胱、肾经。

功　　效： 解表散寒，祛风除湿，止痛。

临床应用： ①风寒感冒，头痛项强；②风寒湿痹，肩背疼痛。

性能特点： 本品善于升散发表，有较强的解表散寒、祛风胜湿、止痛之功。以治外感风寒夹湿表证，见头痛、身痛者疗效最佳。

用法用量： 煎服，3～10克。

使用注意： 阴虚血热者须慎用。过量应用，易致呕吐。脾胃虚弱者不宜服用。

中药学速记　彩色图谱（第一册）

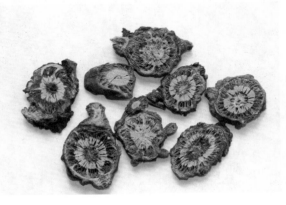

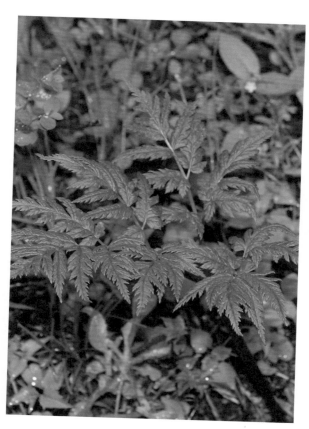

藁本

基　　源： 为伞形科植物藁本*Ligusticum sinense* Oliv.或辽藁本*Ligusticum jeholense* Nakai et Kitag.的干燥根茎及根。

性味归经： 辛，温。归膀胱经。

功　　效： 祛风散寒，除湿止痛。

临床应用： ①风寒感冒，巅顶头痛；②风湿痹痛。

性能特点： 本品辛温香燥，性味俱升，善于走窜，上达巅顶，入膀胱经。以发散太阳经风寒湿邪见长，并有较好的止痛作用，善治太阳经巅顶头痛，善祛风散寒，除湿止痛，常用治风寒夹湿表证及风湿痹痛。

用法用量： 煎服，3～10克。

使用注意： 血虚头痛及热证患者慎用。

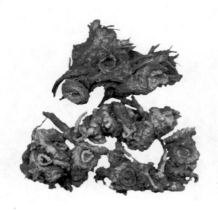

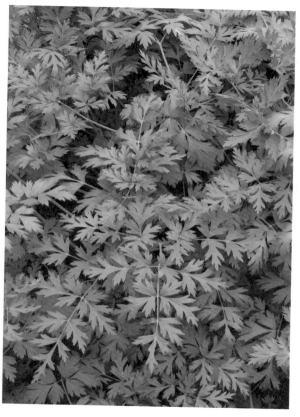

白芷

基　　源： 为伞形科植物白芷*Angelica. dahurica*（Fisch.ex Hoffm.）Benth.et Hook.f.或杭白芷*Angelica dahurica*（Fisch.ex Hoffm.）Benth.et Hook.f. var. *formosana*（Boiss.）Shan et Yuan的干燥根。

性味归经： 辛，温。归胃、大肠、肺经。

功　　效： 解表散寒，祛风止痛，宣通鼻窍，燥湿止带，消肿排脓。

临床应用： ①风寒感冒，头痛，牙痛；②鼻塞，鼻渊；③寒湿带下；④疮痈肿痛。

性能特点： 本品辛温，气味芳香。辛能发散，温可祛寒，性燥除湿，芳香走窜上达，祛风解表散寒之力较温和，既善散阳明经风寒湿邪，又善于宣通鼻窍、止痛，为治疗风寒感冒、头痛、牙痛、鼻塞、鼻渊等常用药物。

用法用量： 煎服，3～10克。

使用注意： 阴虚血热者慎服。

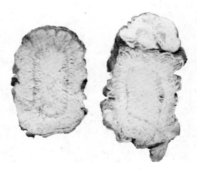

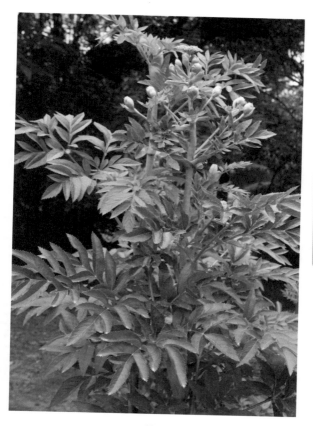

细辛

基　源：为马兜铃科植物北细辛*Asarum heterotropoides* Fr. Schmidt var. *mandshuricum*（Maxim.）Kitag.、汉城细辛*Asarum sieboldii* Miq. var. *seoulense* Nakai或华细辛*Asarum sieboldii* Miq.的干燥根和根茎。

性味归经：辛，温；有小毒。归心、肺、肾经。

功　效：解表散寒，祛风止痛，宣通鼻窍，温肺化饮。

临床应用：①风寒感冒，阳虚外感；②头痛牙痛，风湿痹痛；③鼻渊，鼻衄；④痰饮喘咳。

性能特点：本品芳香透达，通彻表里上下，散寒力强。能外散风寒而解表邪，内能化痰饮而止喘咳，散寒通经脉而善于止痛，辛散透达而宣通诸窍。

用法用量：煎服，1～3克；散剂每次服0.5～1克。外用，适量。

使用注意：阴虚阳亢头痛、肺燥伤阴干咳者忌用。不宜与藜芦同用。细辛用量过大或煎煮时间过短，易引起中毒。

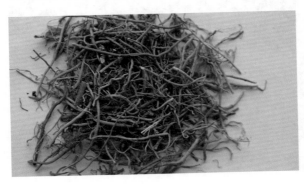

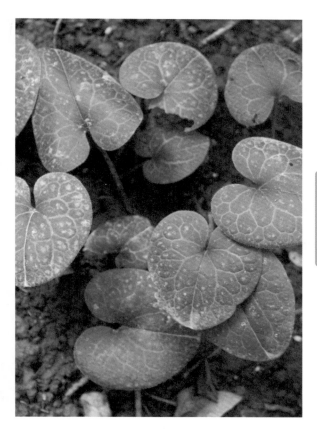

苍耳子

基　　源：为菊科植物苍耳*Xanthium sibiricum* Patr.的干燥成熟带总苞的果实。

性味归经：辛、苦，温；有毒。归肺经。

功　　效：散寒解表，宣通鼻窍，祛风除湿，止痛。

临床应用：①风寒头痛；②鼻渊；③风湿痹痛。

性能特点：本品药性温和疏达，苦以燥湿，上通脑顶，下行足膝，外达皮肤，有散寒解表、宣通鼻窍、祛风除湿止痛的功效，故可用治风寒头痛、鼻渊、风湿痹痛、风疹瘙痒等证，尤为治鼻渊之要药。

用法用量：煎服，3～10克，或入丸、散。

使用注意：血虚头痛者不宜服用。过量服用易致中毒。

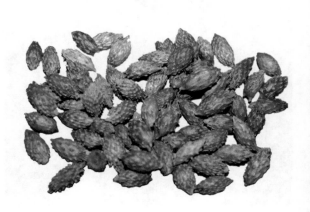

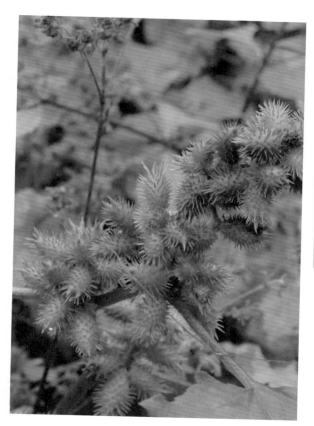

辛夷

基　　源： 为木兰科植物望春花*Magnolia biondii* Pamp.、玉兰*Magnolia denudata* Desr.或武当玉兰*Magnolia sprengeri* Pamp.的干燥花蕾。

性味归经： 辛，温。归肺、胃经。

功　　效： 散寒解表，宣通鼻窍。

临床应用： ①风寒头痛；②鼻渊。

性能特点： 本品气味芳香质轻，其性升散，解表之力较弱。然入肺经善散肺部风邪而宣通鼻窍，入胃经能引胃中清阳之气上达头脑以止头痛。为治疗鼻渊所致的头痛鼻塞、浊涕长流、不闻香臭之要药。

用法用量： 煎服，3～10克，入汤剂宜纱布包煎。外用，适量。

使用注意： 阴虚火旺者忌服。

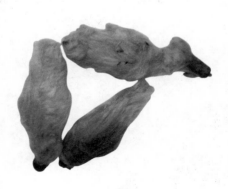

中药学速记 *彩色图谱*（第一册）

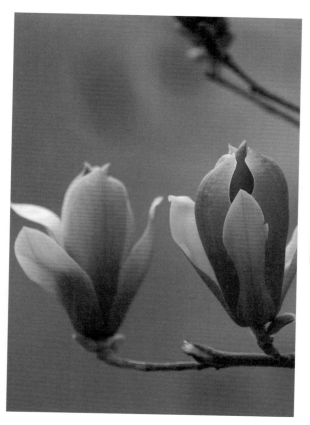

葱白

基　　源： 为百合科植物葱*Allium fistulosum* L.近根部的鳞茎。

性味归经： 辛，温。归肺、胃经。

功　　效： 发汗解表，散寒通阳。

临床应用： ①风寒感冒，恶寒发热轻证；②厥逆脉微，面赤，下利清谷。

性能特点： 本品辛散温通，善能透达，达表入里，温通上下阳气。外能发汗解表，因其发汗力较弱，多用治风寒感冒轻证；内能散寒通阳，用治阴盛格阳证。

用法用量： 煎服，3～10克。外用，适量。

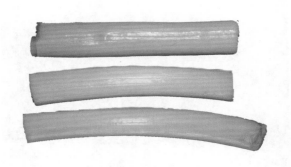

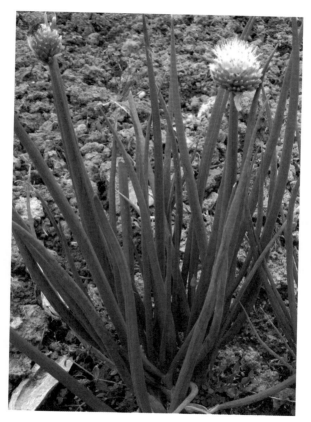

胡荽

基　　源： 为伞形科植物芫荽*Coriandrum sativum* L.的带根全草。

性味归经： 辛，温。归肺、胃经。

功　　效： 发表透疹，开胃消食。

临床应用： ①麻疹不透；②胃寒食滞。

性能特点： 本品香窜浓烈，功专发表透疹，开胃消食。用治麻疹不透、胃寒食滞、胃纳不佳、脘腹痞闷者，尤多用于饮食调味。

用法用量： 煎服，3～6克。外用，适量。

使用注意： 热毒壅盛而疹出不透者忌服。

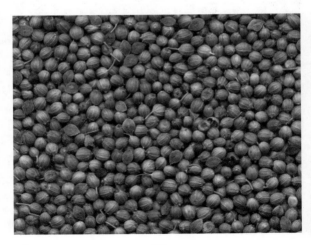

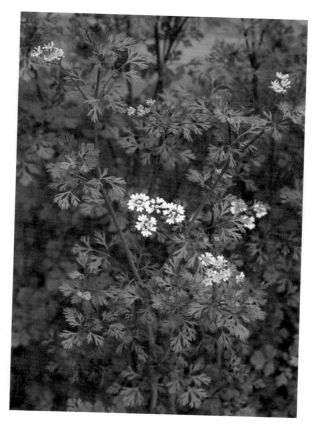

柽柳

基　　源： 为柽柳科植物柽柳 *Tamarix chinensis* Lour.的干燥细嫩枝叶。

性味归经： 辛，平。归心、肺、胃经。

功　　效： 发表透疹，祛风除湿。

临床应用： ①麻疹不透，风疹瘙痒；②风寒湿痹。

性能特点： 本品为开发升散之品，既善祛风发表透疹，为治疗麻疹不透、风疹瘙痒的常用之品；又能祛风除湿，用治风寒湿痹。

用法用量： 煎服，3～10克。外用，适量。

使用注意： 麻疹已透者不宜服用。用量过大，易令人心烦。

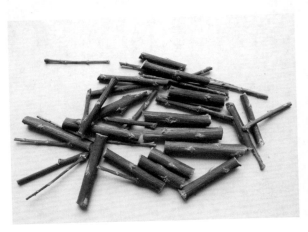

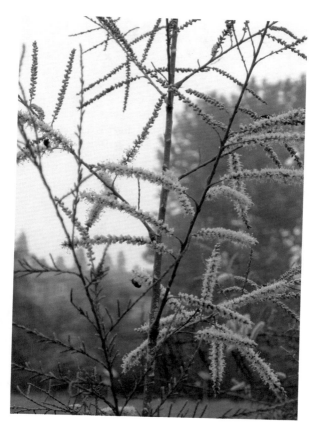

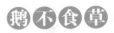

鹅不食草

基　　源： 为菊科植物鹅不食草 *Centipeda minima* (L.) A. Br. et Aschers.的干燥全草。

性味归经： 辛，温。归肺经。

功　　效： 发散风寒，宣通鼻窍，化痰止咳。

临床应用： ①风寒头痛，鼻渊鼻塞；②寒痰咳喘。

性能特点： 本品上达头脑，能发散风寒，但药力较弱，一般风寒感冒较少选用；又能通肺窍，为止鼻渊之妙品。此外，兼能解毒消肿，用治湿疮肿毒。

用法用量： 煎服，6～9克。外用，适量。

使用注意： 胃溃疡及胃炎患者慎用。

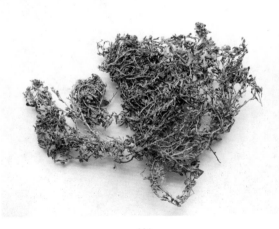

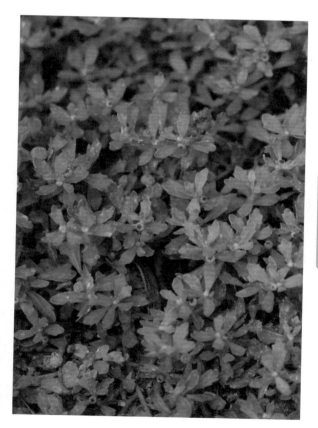

发散风热药

薄荷

基　　源： 为唇形科植物薄荷*Mentha haplocalyx* Briq.的干燥地上部分。

性味归经： 辛，凉。归肺、肝经。

功　　效： 疏散风热，清利头目，利咽透疹，疏肝行气。

临床应用： ①风热感冒；②头痛目赤，喉痹口疮；③麻疹不透，风疹瘙痒；④胸胁胀闷。

性能特点： 本品辛能发散，凉能清热，轻浮上升，芳香通窍，功善疏散上焦风热，清利头目，利咽喉，透疹毒，为治风热感冒，温病初起头痛目赤，咽喉口疮，麻疹不透，风疹瘙痒常用之品。

用法用量： 煎服，3～6克，宜后下。薄荷叶长于发汗，薄荷梗偏于行气。

使用注意： 体虚多汗、阴虚血燥者慎用。

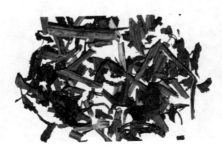

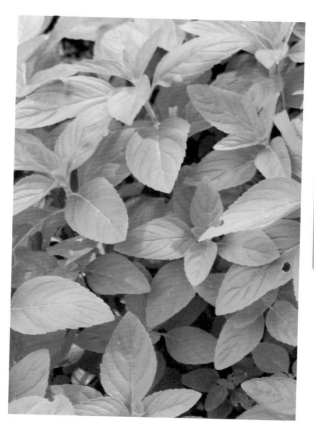

牛蒡子

基　　源： 为菊科植物牛蒡 *Arctium lappa* L. 的干燥成熟果实。

性味归经： 辛、苦，寒。归肺、胃经。

功　　效： 疏散风热，宣肺透疹，解毒利咽。

临床应用： ①风热感冒，咳嗽痰多；②麻疹不透，风疹瘙痒；③咽喉肿痛。

性能特点： 本品辛散苦泄，寒能清热，升散之中具有清降之性，功能疏散风热，发散力不及薄荷，但长于宣肺祛痰，清利咽喉，尤多用治风热感冒见咽喉红肿疼痛，或咳嗽痰多不利者。

用法用量： 煎服，6～12克，入汤剂宜捣碎；炒用滑肠之弊及寒性略减。

使用注意： 性寒滑肠，气虚便溏者慎用。

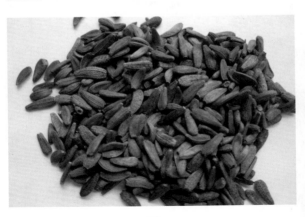

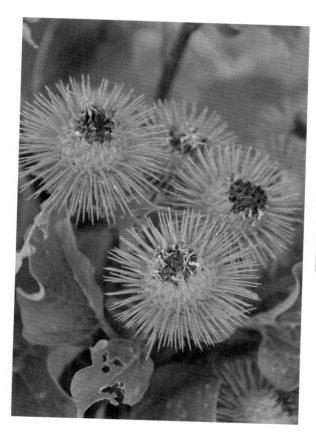

桑　叶

基　　源： 为桑科植物桑*Morus alba* L. 的干燥叶。

性味归经： 甘、苦，寒。归肺、肝经。

功　　效： 疏散风热，清肺润燥，清肝明目。

临床应用： ①风热感冒；②肺热咳嗽，燥热咳嗽；③头晕头痛，目赤昏花。

性能特点： 本品轻清疏散，甘寒清润，入肺经，其疏散风热作用较为缓和，但又能清肺热、润肺燥，故可治风热感冒，温病初期，肺热咳嗽，燥热咳嗽。

用法用量： 煎服，5～10克，或入丸、散。外用，煎水洗眼。蜜炙桑叶能增强润肺止咳的作用，故肺燥咳嗽多用蜜制桑叶。

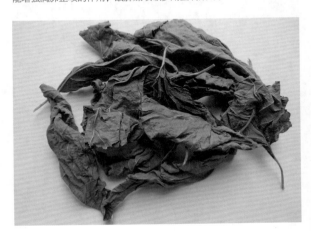

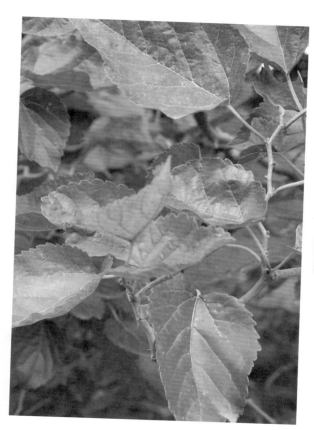

菊花

基　　源：为菊科植物菊 *Chrysanthemum morifolium* Ramat. 的干燥头状花序。

性味归经：辛、甘、苦，微寒。归肺、肝经。

功　　效：疏风清热，平肝明目，清热解毒。

临床应用：①风热感冒；②肝阳上亢，头痛眩晕；③目赤肿痛，眼目昏花；④疮痈肿毒。

性能特点：本品芳香疏散，甘寒益阴，苦寒降泄。平肝、清肝明目之力较强，为疏散风热之要药；又能清热解毒。

用法用量：煎服，5～10克。疏散风热多用黄菊花；平肝明目多用白菊花。

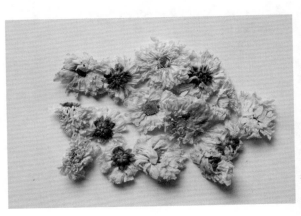

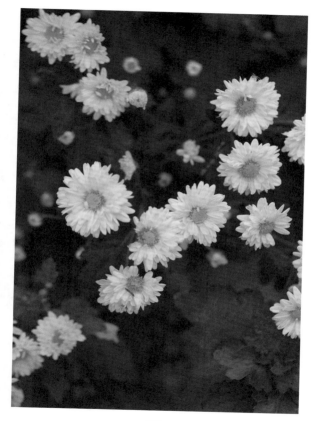

蔓荆子

基　源：为马鞭草科植物单叶蔓荆*Vitex trifolia* L. var. *simplicifolia* Cham. 或蔓荆*Vitex trifolia* L. 的干燥成熟果实。

性味归经：辛、苦，微寒。归膀胱、肝、胃经。

功　效：疏散风热，清利头目。

临床应用：①风热感冒，头昏头痛；②目赤肿痛，齿龈肿痛，目暗不明，耳聋耳鸣。

性能特点：本品辛能散风，微寒清热，轻浮上行，解表之力较弱，主散头面之邪，能散风热、清头目、止疼痛，善治风热所致头面部诸证。此外，有祛风止痛功效。

用法用量：煎服，5～10克。外用，适量。

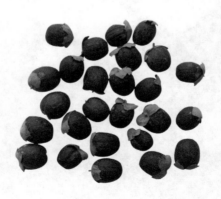

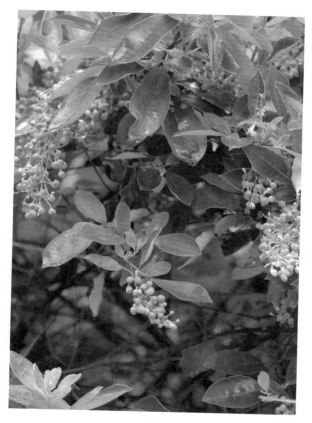

柴胡

基　　源： 为伞形科植物柴胡*Bupleurum chinensie* DC. 或狭叶柴胡
Bupleurum scorzonerifolium Willd. 的干燥根。

性味归经： 辛、苦，微寒。归肝、胆、肺经。

功　　效： 疏散退热，疏肝解郁，升举阳气。

临床应用： ①感冒发热；②肝郁气滞，胸胁胀闷，月经不调；③脏器
脱垂。

性能特点： 本品芳香疏散，可升可散，长于疏解半表半里之邪，又能
升举清阳之气，为治疗少阳证要药。

用法用量： 煎服，3～10克。和解退热宜生用，疏肝解郁宜醋炙；升举
阳气可生用或酒炙；骨蒸劳热宜鳖血拌炒。

使用注意： 肝阳上亢、肝风内动、阴虚火旺及气机上逆者忌用或
慎用。

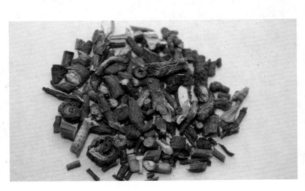

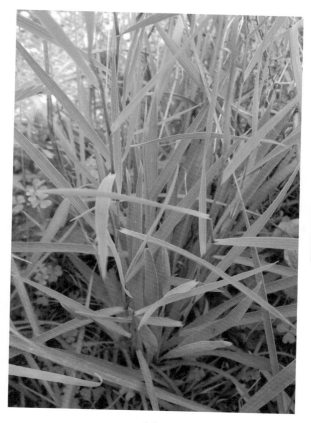

升麻

基　　源：为毛茛科植物大三叶升麻Cimicifuga heracleifolia Kom.、兴安升麻Cimicifuga dahurica（Turcz.）Maxim.或升麻Cimicifuga foetida L.的干燥根茎。

性味归经：辛、微甘，微寒。归肺、脾、胃、大肠经。

功　　效：发表透疹，清热解毒，升举阳气。

临床应用：①风热头痛，麻疹不透；②齿痛口疮，咽喉肿痛；③崩漏下血。

性能特点：本品轻浮上行，既能升散，又能清泄。能发表透疹，清热解毒，治风热头痛，麻疹不透，胃火上攻之齿痛口疮、咽喉肿痛、阳毒发斑，尤善于清阳明热毒。

用法用量：煎服，3～10克。

使用注意：阴虚火旺、喘满气逆及麻疹已透者忌用。

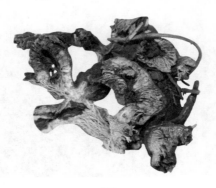

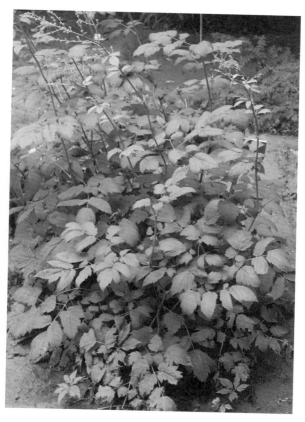

葛根

基　　源： 为豆科植物野葛*Pueraria lobata*（Willd.）Ohwi的干燥根。

性味归经： 甘、辛，凉。归脾、胃、肺经。

功　　效： 解肌退热，生津止渴，透疹，升阳止泻。

临床应用： ①外感发热，头痛项强；②热病口渴；③麻疹不透；④热痢，热泻。

性能特点： 本品轻扬升散。能解肌退热，透发麻疹。外感表证发热，无论风寒、风热，均可选用。又长于缓解外邪阻郁、经气不利、筋脉失养所致的颈背强痛，为治表证发热、无汗、头痛、颈强之主药，也为治麻疹不透的常用药。

用法用量： 煎服，10～15克。退热、透疹、生津宜生用；升阳止泻宜煨制用。

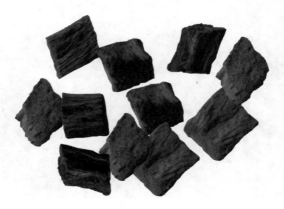

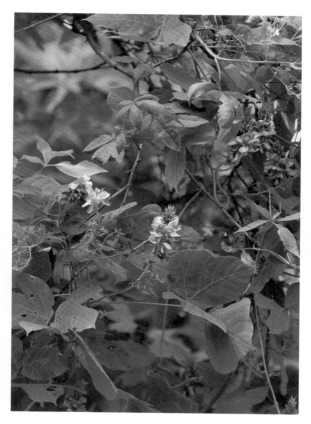

淡豆豉

基　　源： 为豆科植物大豆*Glycine max*（L.）Merr.的成熟种子的发酵加工品。

性味归经： 苦、辛，凉。归肺、胃经。

功　　效： 解表除烦，宣发郁热。

临床应用： ①外感表证，寒热头痛；②烦躁胸闷，虚烦不眠。

性能特点： 本品质轻辛散，能疏散表邪，且发汗解表之力颇为平稳，无论风寒、风热表证，均可配伍使用。尤善治外感热病，邪热内郁胸中，心中懊恼，烦热不眠。

用法用量： 煎服，6～12克。

使用注意： 本品以桑叶、青蒿发酵者多，用治风热感冒、热病胸中烦闷之证；以麻黄、紫苏发酵者，多用治风寒感冒头痛。

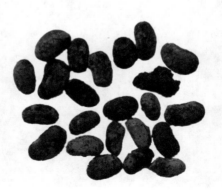

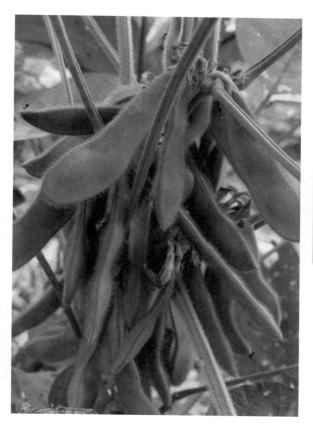

浮萍

基　　源: 为浮萍科植物浮萍*Spirodela polyrrhiza*（L.）Schleid. 的干燥全草。

性味归经: 辛，寒。归肺经。

功　　效: 宣散风热，透疹，利尿。

临床应用: ①风热感冒；②麻疹不透，风疹瘙痒；③水肿尿少。

性能特点: 本品辛寒泄热，质轻上浮，既能疏散风热，透疹止痒，又能通调水道，下输膀胱而利尿消肿。用治风热感冒，发热无汗，麻疹不透，风疹瘙痒，以及水肿尿少。

用法用量: 煎服，3～9克。外用，适量，煎汤浸洗。

使用注意: 表虚自汗者不宜使用。

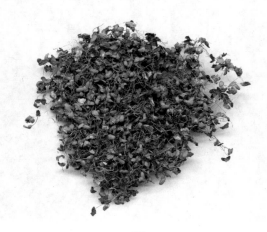

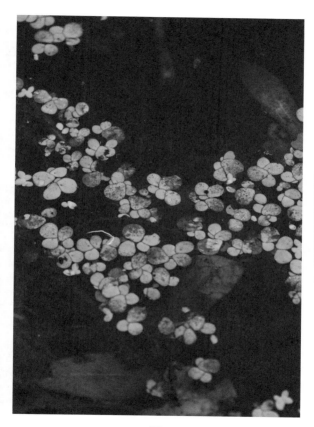

木贼

基　　源： 为木贼科植物木贼*Equisetum hiemale* L. 的干燥地上部分。

性味归经： 甘、苦，平。归肺、肝经。

功　　效： 疏散风热，明目退翳。

临床应用： ①迎风流泪，目生云翳；②便血痔血。

性能特点： 本品长于疏散肺与肝经风热之邪，能疏散风热，明目退翳，较少用于一般风热感冒，善治风热所致目赤多泪，目生翳障；此外，兼有止血之效。

用法用量： 煎服，3～9克。外用，适量，煎汤浸洗。

使用注意： 气血虚者慎服。

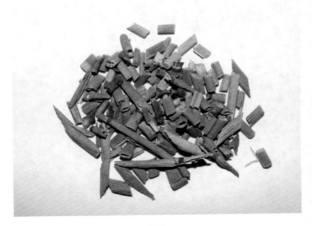

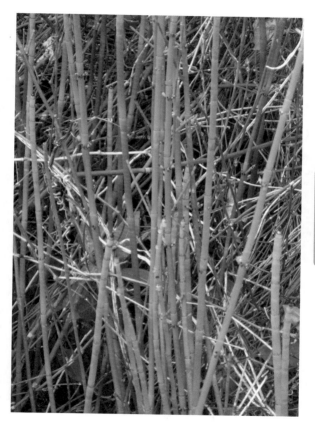

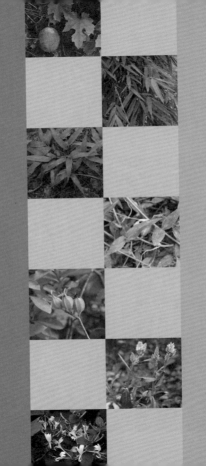

清热药

清热泻火药

石膏

基　　源：为硫酸盐类矿物硬石膏族石膏，主含含水硫酸钙（CaSO₄·2H₂O）。

性味归经：甘、辛，大寒。归肺、胃经。

功　　效：清热泻火，除烦止渴。

临床应用：①肺热咳喘；②胃火牙痛，头痛；③疮疡不敛，湿疹，烫伤。

性能特点：本品辛散，解肌透达，大寒清泄里热，尤善清肺、胃二经气分热邪。为清热泻火之要药，温热病气分实热非此不能除；且善清肺热，泻胃火，亦为治肺热咳喘，胃火上攻牙痛、头痛之良药。

用法用量：煎服，5～60克，打碎先煎。外用，适量，研末撒敷患处。清热泻火、除烦止渴宜生用；敛疮、止血宜煅用。

使用注意：脾胃虚寒及阴虚内热者忌用。

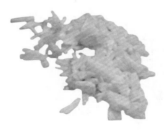

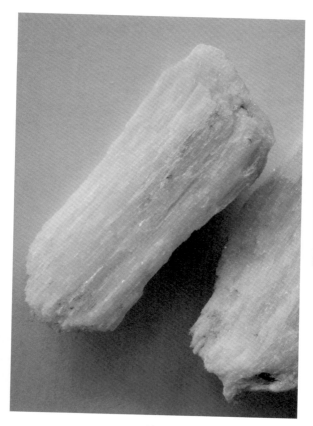

寒水石

基　源： 为硫酸盐类矿物芒硝的天然晶体。

性味归经： 辛、咸，寒。归心、胃、肾经。

功　效： 清热泻火。

临床应用： ①热病烦渴；②丹毒，烫伤。

性能特点： 本品内服能清心热以除烦、泻胃火以止渴，故热在气分、壮热烦渴多用之；外用清热泻火而有消肿散结之效，又为治丹毒、烫伤所常用。

用法用量： 煎服，10~15克，先煎。外用，适量。

使用注意： 本品性寒伤阳，脾胃虚寒者忌服。

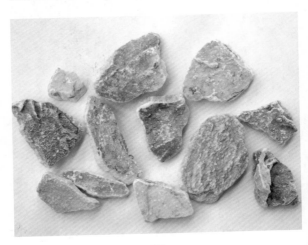

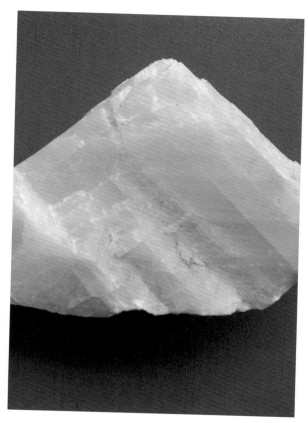

知母

基　　源： 为百合科植物知母*Anemarrhena asphodeloides* Bge. 的干燥根茎。

性味归经： 苦、甘，寒。归肺、胃、肾经。

功　　效： 清热泻火，滋阴润燥。

临床应用： ①肺热咳嗽；②阴虚消渴；③骨蒸潮热；④肠燥便秘。

性能特点： 本品质润，苦寒清热泻火，甘寒生津润燥。上能清肺润肺，中能泻胃生津，下能滋肾降火。既能清肺胃而泻实火，又善除骨蒸而退虚热，泻火之中长于清润，故火热内盛而津已伤者尤为适宜。

用法用量： 煎服，6～12克。清热泻火宜生用；滋阴润燥宜盐水炙用。

使用注意： 本品性寒质润，有滑肠作用，故脾虚便溏者不宜用。

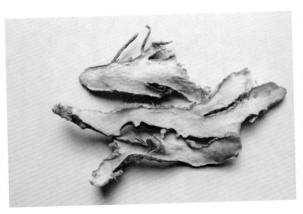

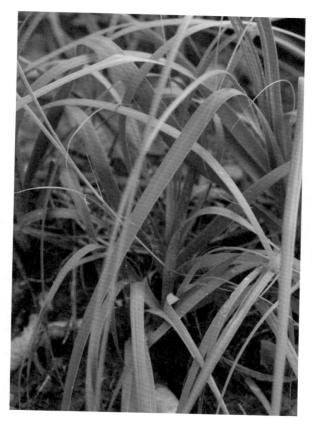

芦根

基　　源：为禾本科植物芦苇*Phragmites communis* Trin. 的新鲜或干燥根茎。

性味归经：甘，寒。归肺、胃经。

功　　效：清热泻火，生津止渴，除烦，止呕，利尿。

临床应用：①热病烦渴；②胃热呕逆；③肺热咳嗽，肺痈吐脓；④热淋涩痛。

性能特点：本品性不滋腻，生津不恋邪，故凡温热热病见津伤口渴者用之适宜。又善清透肺热而止咳，清泄胃热而止呕，故长于治疗肺热咳嗽、胃热呕逆。

用法用量：煎服，干品15～30克；鲜品用量加倍，或捣汁用。

使用注意：脾胃虚寒者忌服。

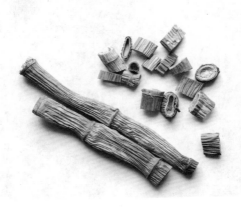

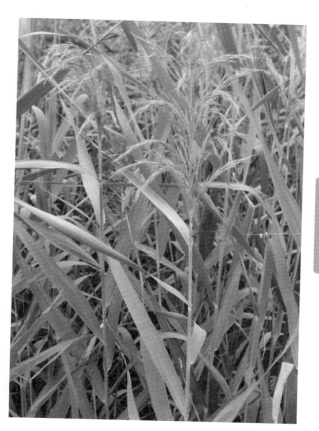

天花粉

基　　源：为葫芦科植物栝楼*Trichosanthes kirilowii* Maxim. 或双边栝楼*Trichosanthes rosthornii* Herms的干燥根。

性味归经：甘、微苦，微寒。归肺、胃经。

功　　效：清热泻火，生津止渴，消肿排脓。

临床应用：①热病烦渴，内热消渴；②肺热咳嗽或燥咳；③疮疡肿毒。

性能特点：本品甘苦而寒，苦寒能清热泻火，甘寒能生津润燥，入肺、胃二经。既善清泄胃肠之实热，又能滋养肺胃之津液，长于润肺燥、养胃阴而止咳。既为治热病伤津口渴及内热消渴之良药，又为治肺热、肺燥咳嗽之常品。

用法用量：煎服，10～15克。

使用注意：本品寒凉性润，脾胃虚寒、大便溏泄者慎服。孕妇慎用。不宜与乌头类药材同用。

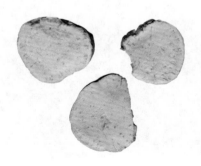

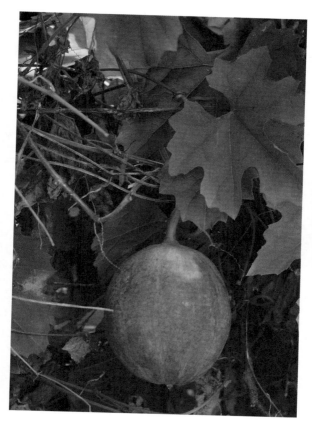

竹叶

基　　源： 为禾本科植物淡竹*Phyllostachys nigra*(Lodd.) Munro var. *henonis* (Mitf.) Stapf 的干燥叶。

性味归经： 甘、辛、淡，寒。归心、胃、小肠经。

功　　效： 清热除烦，生津，利尿。

临床应用： ①热病烦渴；②口舌生疮，尿赤涩痛。

性能特点： 本品功善清心泻火以除烦，清胃生津以止渴，故多用治气分实热，津伤烦渴；又体轻气薄，甘淡渗利，能清心降火而利尿，故心火上炎之口舌生疮及心热下移小肠之尿赤涩痛尤为常用。

用法用量： 煎服，6～15克；鲜品15～30克。

使用注意： 脾胃虚寒者慎用。阴虚火旺、骨蒸劳热者忌用。

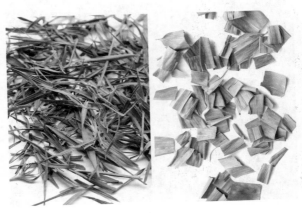

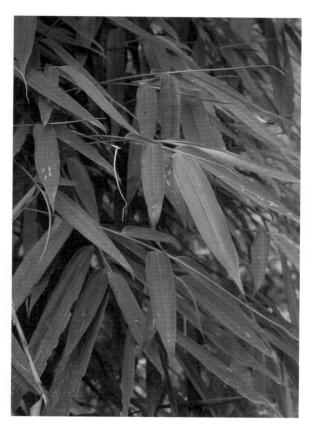

淡竹叶

基　源： 为禾本科植物淡竹叶 *Lophatherum gracile* Brongn. 的干燥茎叶。

性味归经： 甘、淡、寒。归心、胃、小肠经。

功　效： 清热泻火，除烦止渴，利尿通淋。

临床应用： ①热病烦渴；②口舌生疮，热淋涩痛。

性能特点： 本品性寒能清泄心胃实火，甘淡能渗湿利尿，为清利之品。功能清心泻火而除烦止渴，用于热病心烦口渴，然其泻火之力较为平和。

用法用量： 煎服，6~10克。

使用注意： 阴虚火旺、骨蒸劳热者忌用。

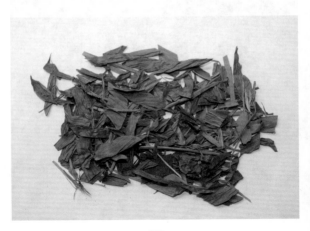

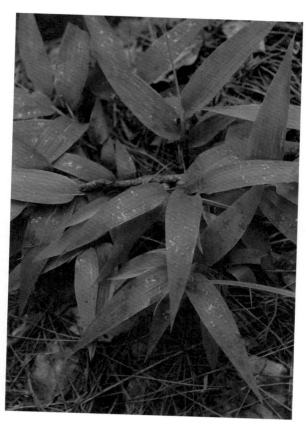

鸭跖草

基　　源： 为鸭跖草科植物鸭跖草*Commelina communis* L. 的干燥地上部分。

性味归经： 甘、淡，寒。归肺、胃、小肠经。

功　　效： 清热泻火，解毒，利水消肿。

临床应用： ①感冒发热；②咽喉肿痛，痈肿疔毒；③水肿尿少，热淋涩痛。

性能特点： 本品功能清热泻火，又具退热之效，故外感发热或热病高热均可用之。又能清热解毒消肿，善治疮痈疔毒肿痛，内服、外用均能取效。

用法用量： 煎服，15～30克；鲜品用量加倍。外用，适量。

使用注意： 脾胃虚弱者慎用。

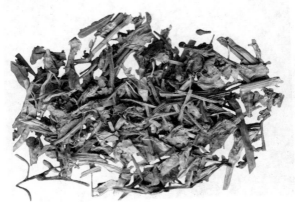

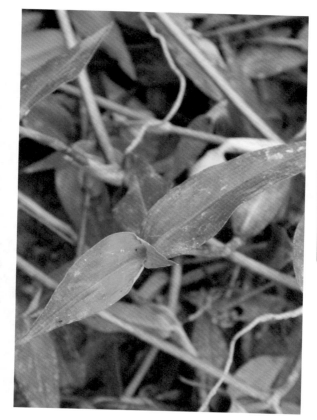

栀子

基　源： 为茜草科植物栀子*Gardenia jasminoides* Ellis的干燥成熟果实。

性味归经： 苦，寒。归心、肺、三焦经。

功　效： 泻火除烦，清热利湿，凉血解毒。外用消肿止痛。焦栀子凉血止血。

临床应用： ①热病心烦；②湿热黄疸；③淋证涩痛；④血热出血；⑤火毒疮疡。

性能特点： 本品能清降三焦火邪，善于清透疏解郁热，尤善清心泻火而除烦，为治热病烦闷之要药。其性清利，能清热利湿，导三焦湿热之邪从小便出，又为湿热黄疸、热淋所常用。

用法用量： 煎服，6～10克。外用，生品适量，研末调敷。生用多走气分而泻火，炒用可缓和其苦寒，炒焦多入血分而止血。

使用注意： 本品苦寒伤胃，阴虚血亏、脾虚便溏者不宜用。

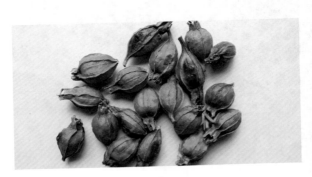

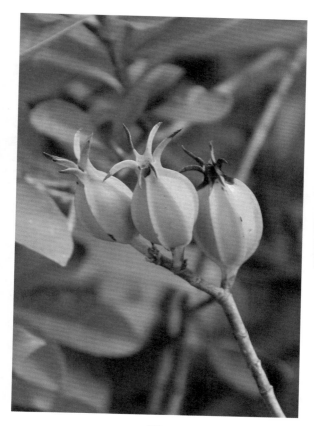

夏枯草

基　　源： 为唇形科植物夏枯草*Prunella vulgaris* L.的干燥果穗。

性味归经： 辛、苦，寒。归肝、胆经。

功　　效： 清肝泻火，明目，散结消肿。

临床应用： ①目赤肿痛，头痛眩晕；②瘰疬，瘿瘤；③乳痈，乳癖。

性能特点： 本品辛散肝郁，苦寒泄热，既善清泄肝火而明目，为治肝
火目赤、目珠疼痛之要药；又有平降肝阳之效，常用于治肝热阳亢，
头痛眩晕。

用法用量： 煎服，9～15克，或熬膏服。

使用注意： 脾胃虚弱者慎用。

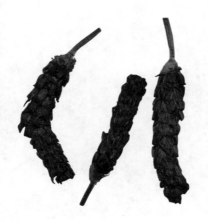

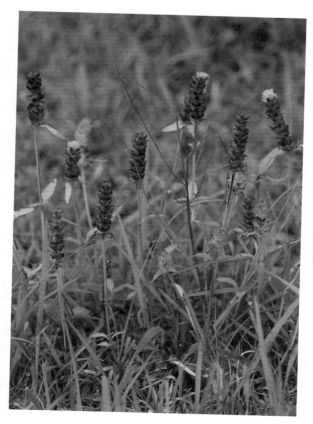

决明子

基　　源：为豆科植物决明*Cassia obtusifolia* L. 或小决明*Cassia tora* L. 的干燥成熟种子。

性味归经：甘、苦、咸，微寒。归肝、大肠经。

功　　效：清热明目，润肠通便。

临床应用：①目赤肿痛，畏光多泪；②头痛，眩晕；③肠燥便秘。

性能特点：本品既善清肝热，又兼益肝阴，均有明目之效，故目疾无论肝热或阴亏者用之皆宜，为眼科常用之品。且能清热而平肝，适用于肝火或肝阳头痛眩晕。

用法用量：煎服，9～15克；用于润肠通便，不宜久煎，或可泡茶。

使用注意：气虚便溏者不宜用。

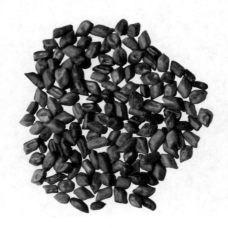

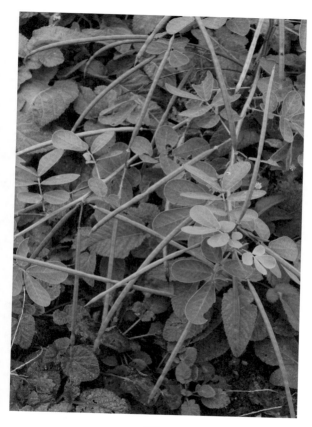

熊胆

基　源：为熊科动物黑熊*Selenarctos thibetanus*（G. Cuvier）或棕熊*Ursus arctos* L.的干燥胆汁。

性味归经：苦，寒。归肝、胆、心经。

功　效：清热解毒，清肝明目，息风止痉。

临床应用：①惊痫抽搐；②肝热目赤；③热毒疮痈。

性能特点：本品尤善清泄肝胆火热。既能凉心清肝，息风止痉，善治心肝热盛，惊痫抽搐；又长于清肝明目退翳，为肝热目赤障翳多用。

用法用量：0.2～0.5克，入丸、散，由于本品有腥苦味，口服易引起呕吐，故宜用胶囊剂。外用，适量，调涂患处。

使用注意：脾胃虚寒者慎用。

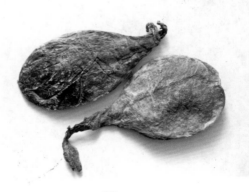

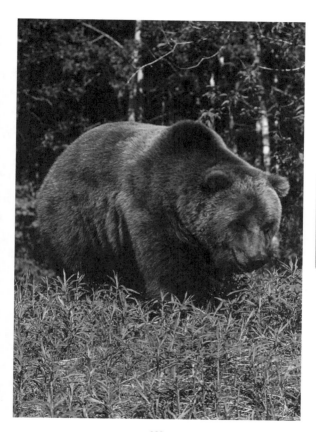

谷精草

基　　源： 为谷精草科植物谷精草 *Eriocaulon buergerianum* Koern. 的干燥带花茎的头状花序。

性味归经： 辛、甘、平。归肝、肺经。

功　　效： 疏散风热，明目退翳。

临床应用： ①风热目赤，肿痛畏光，眼生翳膜；②风热头痛。

性能特点： 本品质轻升散。善疏散肝经风热而明目退翳，故风热或肝火所致目赤肿痛、目生翳障均为常用。取其善散头面风热之功，又治风热头痛、牙痛等证。

用法用量： 煎服，5～10克。

使用注意： 阴虚血亏之眼疾者不宜用。

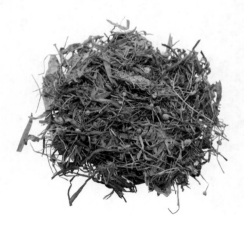

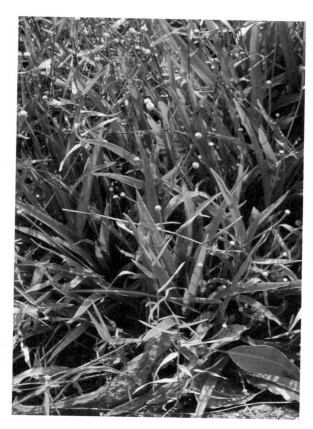

密蒙花

基　源：为马钱科植物密蒙花*Buddleja officinalis* Maxim. 的干燥花蕾及其花序。

性味归经：甘，微寒。归肝经。

功　效：清热泻火，养肝明目，退翳。

临床应用：①目赤肿痛，畏光多泪；②肝虚目暗，视物昏花。

性能特点：本品既能清肝，又能养肝，均能明目退翳，故治目赤翳障。不拘久新，无论虚实皆可用之。

用法用量：煎服，3～9克。

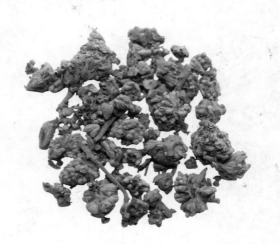

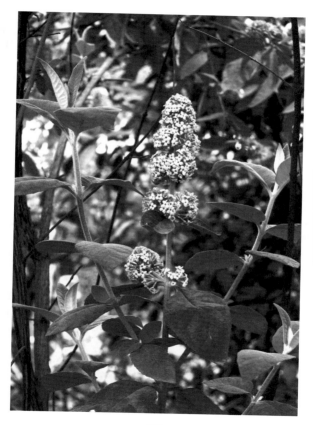

青葙子

基　　源：为苋科植物青葙*Celosia argentea* L. 的干燥成熟种子。

性味归经：苦，微寒。归肝经。

功　　效：清肝泻火，明目退翳。

临床应用：①肝热目赤，目生翳膜，视物昏花；②肝火眩晕。

性能特点：本品功善清泻肝经实火以明目退翳，为肝热目赤、目生翳障所常用。又苦寒清降，清泻肝火以平抑肝阳，用治肝火眩晕尤宜。

用法用量：煎服，9～15克。

使用注意：本品有扩散瞳孔作用，青光眼患者禁用。

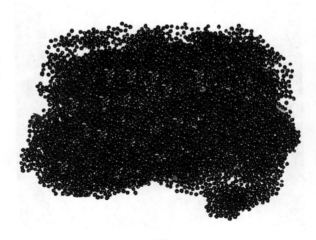

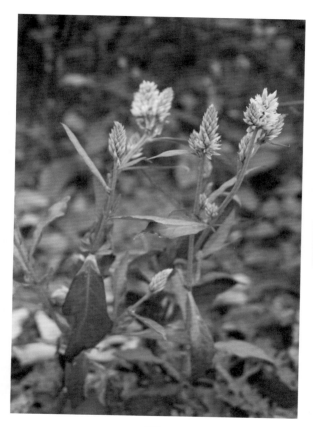

清热燥湿药

黄芩

基　　源： 为唇形科植物黄芩*Scutellaria baicalensis* Georgi 的干燥根。

性味归经： 苦，寒。归肺、胆、脾、大肠、小肠经。

功　　效： 清热燥湿，泻火解毒，止血，安胎。

临床应用： ①泻痢，黄疸；②肺热咳嗽；③高热烦渴，寒热往来；④痈肿疮毒。

性能特点： 本品味苦燥湿、寒能清热。清热燥湿之中，尤善清泄中上焦湿热，故为治湿温、暑湿、胸脘痞闷之要药；且长于清泻肺火及上焦实热，为肺热咳嗽及热病高热烦渴所常用。

用法用量： 煎服，3～10克。清热多生用，安胎多炒用，清上焦热可酒炙用，止血可炒炭用。

使用注意： 本品苦寒伤胃，脾胃虚寒者不宜使用。

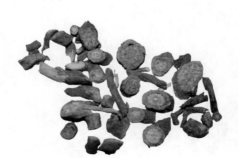

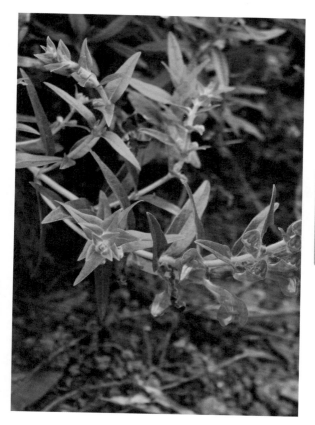

黄连

基　源： 为毛茛科植物黄连*Coptis chinensis* Franch.、三角叶黄连*Coptis deltoidea* C. Y. Cheng et Hsiao或云连*Coptis teeta* Wall.的干燥根茎。

性味归经： 苦，寒。归心、脾、胃、肝、胆、大肠经。

功　效： 清热燥湿，泻火解毒。

临床应用： ①泻痢，黄疸；②热病高热；③心烦不寐，胃热呕吐；④消渴。

性能特点： 本品味苦能燥湿而清泄，性寒能清热而泻火；入心肝、胃、大肠经。清热燥湿之力颇强，尤善清中焦湿热，长于治湿热中阻脘腹痞满、恶心呕吐；且善除脾胃大肠湿热，尤为治湿热泻痢之要药。且能泻火凉血，清涤血热，以治热盛迫血妄行之出血情况。

用法用量： 煎服，2～5克。外用，适量。生黄连清热燥湿泻火力强；炒用可缓其寒性；酒黄连善清上焦火热；姜黄连善清胃和胃止呕；萸黄连善疏肝和胃止呕。

使用注意： 本品苦寒易伤脾胃，脾胃虚寒者忌用；苦燥易伤阴津，阴虚津伤者慎用。

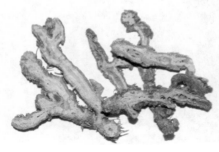

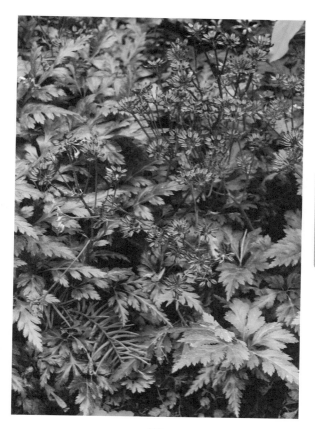

黄柏

基　　源： 为芸香科植物黄皮树 *Phellodendron chinense* Schneid. 的干燥树皮。

性味归经： 苦，寒。归肾、膀胱经。

功　　效： 清热燥湿，泻火除蒸，解毒疗疮。

临床应用： ①湿热泻痢，黄疸尿赤；②疮疡肿毒，湿疹湿疮；③盗汗。

性能特点： 本品苦寒沉降，偏走下焦。清热燥湿之中尤善清泄下焦湿热，长于治带下、热淋、足膝肿痛等下焦湿热诸证。功能泻火解毒，为热毒疮痈、湿疹湿疮所常用。

用法用量： 煎服，3～12克。外用，适量。生黄柏苦燥性寒，泻火解毒、清热燥湿力强；盐黄柏入肾，泻相火、退虚热效佳；黄柏炭兼具涩性，清热止血功著。

使用注意： 本品苦寒伤胃，脾胃虚寒者忌用。

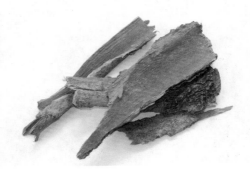

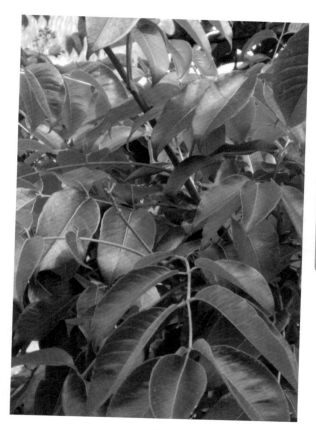

龙胆

基　　源：为龙胆科植物条叶龙胆*Gentiana manshurica* Kitag.、龙胆 *Gentiana scabra* Bge.、三花龙胆*Gentiana triflora* pall. 或滇龙胆*Gentiana rigescens* Franch. 的干燥根及根茎。

性味归经：苦，寒。归肝、胆经。

功　　效：清热燥湿，泻肝胆火。

临床应用：①湿热黄疸，阴肿阴痒；②耳鸣耳聋，胁痛口苦；③惊风抽搐。

性能特点：本品清热燥湿之中既善清泄肝胆湿热，又善清泄下焦湿热，故湿热黄疸、湿热带下、阴肿阴痒、湿疹瘙痒等证均常用之。治肝火头痛、目赤耳聋、胁痛口苦及肝经实热之高热抽搐等尤为适宜。

用法用量：煎服，3～6克。

使用注意：脾胃虚寒者不宜用，阴虚津伤者慎用。

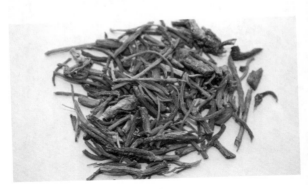

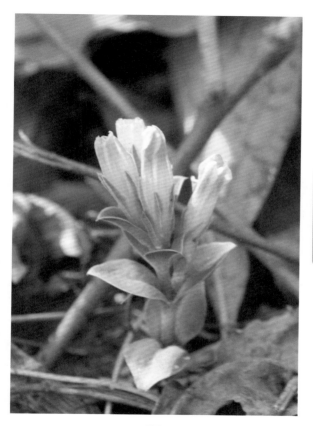

苦参

基　源： 为豆科植物苦参*Sophora flavescens* Ait. 的干燥根。

性味归经： 苦，寒。归心、肝、胃、大肠、膀胱经。

功　效： 清热燥湿，杀虫，利尿。

临床应用： ①便血，黄疸，带下；②皮肤瘙痒，疥癣麻风；③小便不利。

性能特点： 本品苦寒，长于清热燥湿。性善下行，清热燥湿之中尤善除下焦湿热，故常用治湿热泻痢、肠风下血及湿热带下诸证；能清膀胱湿热且兼利小便，以治湿热淋证及小便不利为宜。

用法用量： 煎服，4.5～9克。外用，适量，煎洗患处。

使用注意： 脾胃虚寒者忌用，反藜芦。

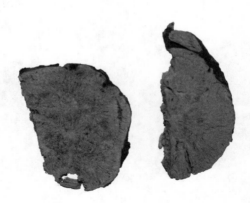

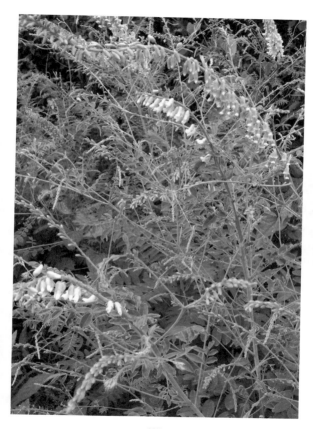

白鲜皮

基　源： 为芸香科植物白鲜 *Dictamnus dasycarpus* Turcz. 的干燥根皮。

性味归经： 苦，寒。归脾、胃、膀胱经。

功　效： 清热燥湿，祛风解毒。

临床应用： ①湿热疮毒，湿疹，疥癣；②湿热黄疸；③风湿热痹。

性能特点： 本品功善清热燥湿，又能解毒消疮，祛风止痒，长于治疗皮肤湿疹、湿疮、疥癣；又能清热利湿而退黄疸，亦为湿热黄疸所常用；且具祛风通痹之功，以治湿热痹痛为宜。

用法用量： 煎服，5～10克。外用，适量，煎汤洗或研粉敷。

使用注意： 脾胃虚寒者慎用。

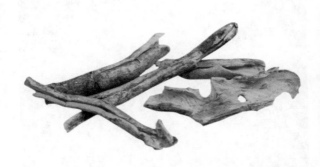

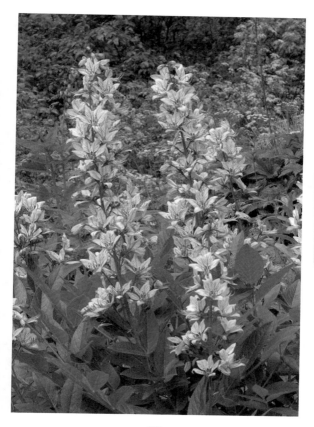

椿皮

基　　源： 为苦木科植物臭椿*Ailanthus altissima*（Mill.）Swingle的干燥根皮或干皮。

性味归经： 苦、涩、寒。归大肠、胃、肝经。

功　　效： 清热燥湿，收涩止带，止泻，止血。

临床应用： ①湿热泻痢，久泻久痢；②赤白带下；③崩漏便血。

性能特点： 本品苦能燥湿，味可收敛，寒以清热，清泄涩敛功能兼而有之，既善于清热燥湿，长于治湿热泻痢、赤白带下；又收敛止泻、止带，肠虚久泻、脾虚带下亦常用之。

用法用量： 煎服，6～9克。外用，适量。

使用注意： 本品苦寒，脾胃虚寒者慎用。

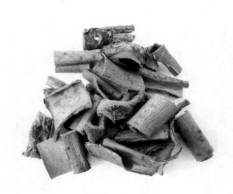

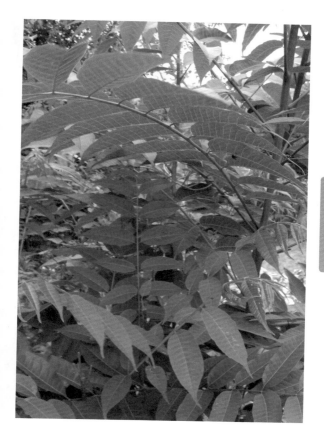

清热解毒药

金银花

基　　源：为忍冬科植物忍冬*Lonicera japonica* Thunb.、红腺忍冬*Lonicera hypoglauca* Miq.、山银花*Lonicera confusa* DC. 或毛花柱忍冬*Lonicera dasystyla* Rehd. 的干燥花蕾或带初开的花。

性味归经：甘，寒。归肺、心、胃经。

功　　效：清热解毒，疏散风热。

临床应用：①疮痈疔疖；②风热表证，温热病；③咽喉疼痛；④热毒痢疾。

性能特点：本品甘润寒清。功善清心胃之热以解热毒、散痈消肿，为治热毒所致的一切痈疮疔疖之要药。且芳香疏散，既善清肺经之邪以疏风透热，又能解毒利咽喉。

用法用量：煎服，6～15克。

使用注意：脾胃虚寒及气虚疮疡脓清者忌用。

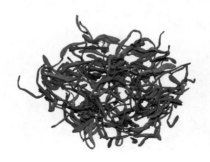

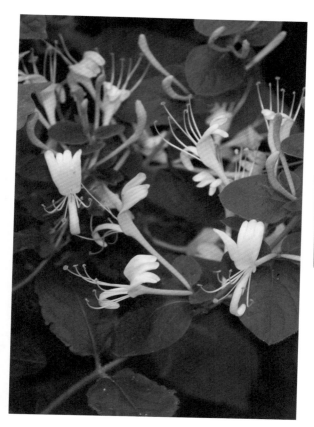

连翘

基　　源： 为木犀科植物连翘 *Forsythia suspensa*（Thunb.）Vahl 的干燥果实。

性味归经： 苦，微辛，寒。归肺、心、小肠经。

功　　效： 清热解毒，消肿散结，疏散风热；

临床应用： ①疮痈肿毒，瘰疬结核，咽喉肿痛；②风热表证。

性能特点： 本品长于清心火，有清热解毒、消痈散结之功，善治热毒疮痈、瘰疬，故有"疮家圣药"之称。且辛寒入肺，能升浮宣散透热，为外感风热表证与温热病之常用药。

用法用量： 煎服，6～15 克。

使用注意： 脾胃虚寒及气虚脓清者不宜用。

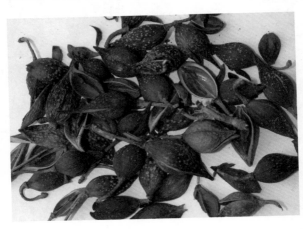

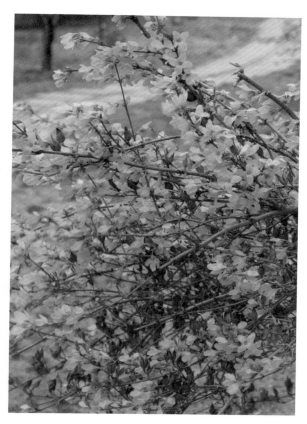

清热药

大青叶

基　　源： 为十字花科植物菘蓝 *Isatis indigotica* Fort. 的干燥叶片。

性味归经： 苦、大寒。归心、肺、胃经。

功　　效： 清热解毒，凉血消斑。

临床应用： ①疮痈、丹毒、口疮、咽痛；②风热表证。

性能特点： 本品善泻心胃之热而解热毒，兼能利咽、消肿，用治疮痈、丹毒、口疮、咽痛；其清热与凉血之力俱佳。

用法用量： 煎服，9～15克；鲜品30～60克。外用，适量。

使用注意： 脾胃虚寒者忌用。

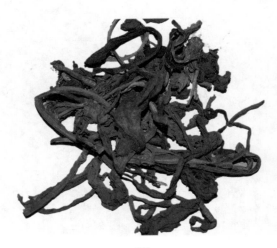

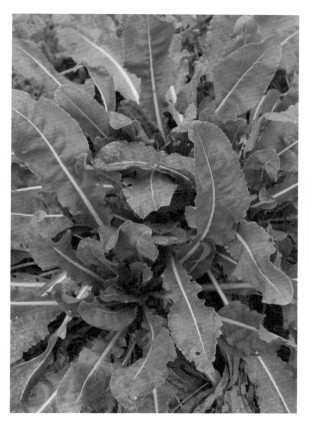

板蓝根

基　源： 为十字花科植物菘蓝*Isatis indigotica* Fort. 的干燥根。

性味归经： 苦，寒。归心、胃经。

功　效： 清热解毒，凉血利咽。

临床应用： ①头痛，喉痛或身发斑疹；②大头瘟疫，丹毒，疟腮。

性能特点： 本品性能、功用与大青叶相似。但大青叶长于凉血消斑，本品长于清热解毒而利咽散结，常用治温病发热、头痛、喉痛或身发斑疹、大头瘟疫、丹毒、疟腮等证。

用法用量： 煎服，9～15克。

使用注意： 脾胃虚寒者慎用。

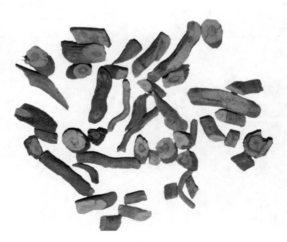

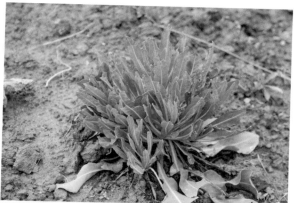

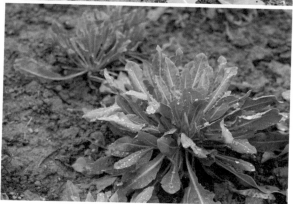

青黛

基　源：为爵床科植物马蓝*Baphicacanthus cusia*（Nees）Bremek.、蓼科植物蓼蓝*Polygonum tinctorium* Ait. 或十字花科植物菘蓝*Isatis indigotica* Fort. 的叶或茎叶经加工制得的干燥粉末或团块。

性味归经：苦、咸，寒。归肝、肺经。

功　效：清热解毒，凉血消斑，泻火定惊。

临床应用：①痄腮，喉痹，疮痈，丹毒；②吐血衄血；③肝热惊痫；④咳嗽痰血。

性能特点：本品苦寒清泄，咸入血分。其清热解毒，凉血消斑之功与大青叶、板蓝根相似，且长于凉血消斑，既为治热毒发斑之要药，亦为治血热吐衄、痄腮、喉痹、疮痈、丹毒之常品。

用法用量：入丸、散，1～3克。外用，适量。

使用注意：胃寒者慎用。

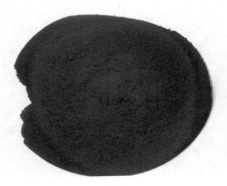

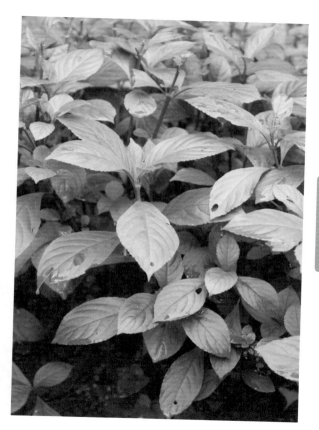

蒲公英

基　源：为菊科植物蒲公英*Taraxacum mongolicum* Hand. -Mazz.、碱地蒲公英*Taraxacum sinicum* Kitag. 或同属数种植物的干燥全草。

性味归经：苦、甘，寒。归肝、胃经。

功　效：清热解毒，消肿散结，利尿通淋。

临床应用：①热毒疮痈；②热淋，湿热黄疸。

性能特点：本品苦泄寒清。功善清热解毒，消散痈肿，凡热毒壅盛所致之疮痈肿毒，不论内痈外痈，均为常用药。因本品入肝、胃二经，兼能解郁通乳，故尤为治乳痈要药。且苦泄清利，能清热通淋，治热淋涩痛。

用法用量：煎服，10～15克。外用，适量。

使用注意：用量过大可致缓泻；脾虚便溏者慎用。

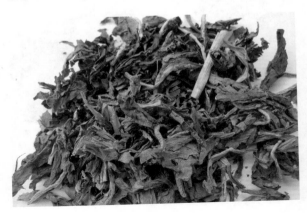

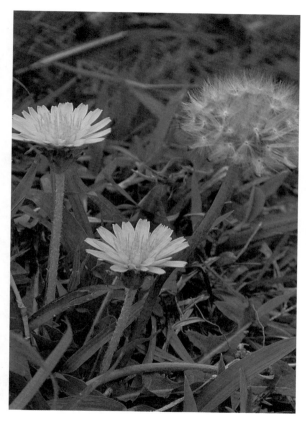

紫花地丁

基　　源： 为堇菜科植物紫花地丁 *Viola yedoensis* Makino的干燥全草。

性味归经： 苦，寒。归心、肝经。

功　　效： 清热解毒，凉血消肿。

临床应用： ①热毒疮痈；②毒蛇咬伤；③跌打损伤。

性能特点： 本品有与蒲公英相似的清热解毒、消痈散结之功，并能凉血消肿，用治热毒炽盛之内外诸痈肿；尤善解疔毒，故为治疗疮之要药。兼能解蛇毒，用治毒蛇咬伤。

用法用量： 煎服，15～30克。外用，适量。

使用注意： 体质虚寒者忌服。

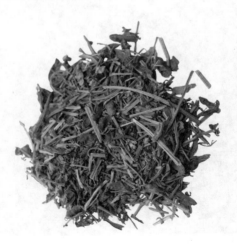

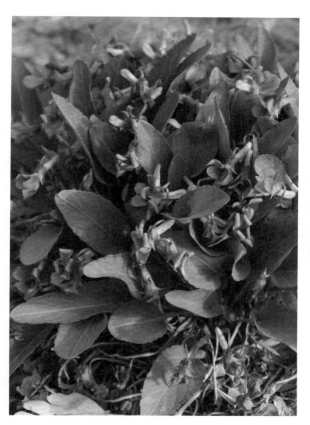

重楼

基　　源：为百合科植物云南重楼*Paris polyphylla* Smith var. *yunnanensis*（Franch.）Hand. -Mazz. 或七叶一枝花*Paris polyphylla* Simth var. *chinensis*（F.）Hara的干燥根茎。

性味归经：苦，微寒；有小毒。归肝经。

功　　效：清热解毒，消肿止痛，凉肝定惊。

临床应用：①热毒疮痈，毒蛇咬伤；②小儿惊风；③跌打损伤。

性能特点：本品有清热解毒、消肿止痛之功，善泻热毒、解蛇毒，为治疮痈肿毒、毒蛇咬伤之要药；又能倾泻肝火而凉肝息风、定惊止痉，治热极生风之惊风抽搐；尚可化瘀消肿止痛，用治跌打伤痛。

用法用量：煎服，5～10克。外用，适量。

使用注意：本品有小毒，用量不宜过大；阴证疮疡者忌服。

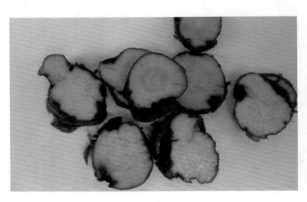

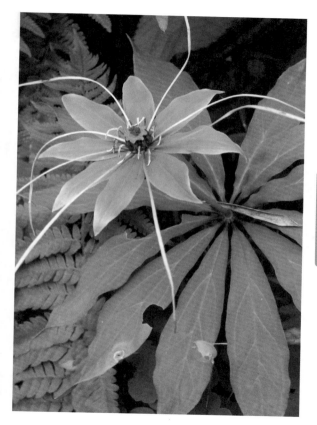

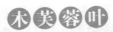

木芙蓉叶

基　源： 为锦葵科植物木芙蓉 *Hibiscus mutabilis* Linn. 的干燥叶。

性味归经： 辛，凉。归心、肝、肺经。

功　效： 清热解毒，凉血消肿。

临床应用： ①痈肿疮毒，丹毒；②烧、烫伤；③跌打损伤。

性能特点： 本品味辛行散、性凉清热。既能清热解毒，又可凉血消肿，治疮痈肿毒，初起未溃用之则消散止痛，已成脓用之则促脓聚而毒出，故为外治痈肿疮毒之要药。

用法用量： 5～10克。外用，适量，干品研末调敷；或鲜品捣烂外敷。

使用注意： 阴疽不红不肿者忌用。

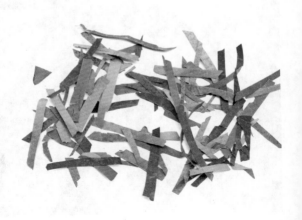

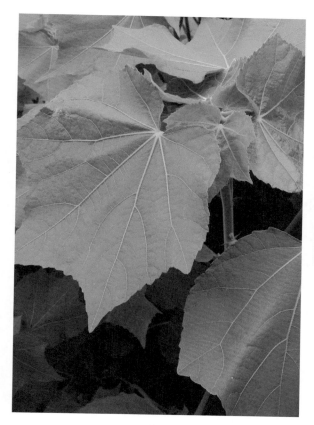

野菊花

基　源： 为菊科植物野菊 *Chrysanthemum indicum* L. 的干燥头状花序。

性味归经： 苦、辛，微寒。归肝、心经。

功　效： 清热解毒，泻火平肝。

临床应用： ①疔肿疮疡；②目赤肿痛，头痛眩晕。

性能特点： 本品味辛升散透邪，苦降寒清泻热。清热解毒之力强于菊花，为治热毒疮痈之要药。又可利咽止痛，用治热毒咽喉疼痛。且能散肝经风热，泻肝火，平抑肝阳。

用法用量： 煎服，9～15克。外用，适量。

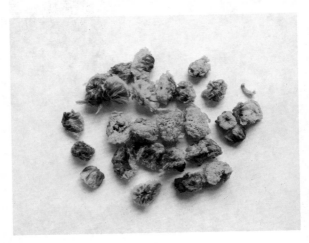

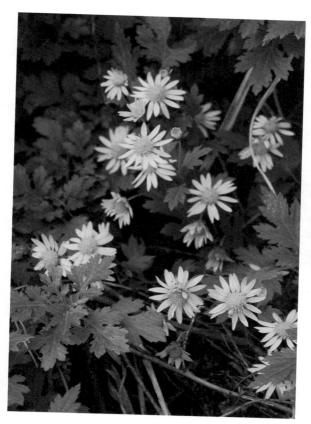

四季青

基　　源： 为冬青科植物冬青*Ilex chinensis* Sims的干燥叶。

性味归经： 苦、涩，寒。归肺、心经。

功　　效： 清热解毒，消肿祛瘀。

临床应用： ①水、火烫伤，湿疹；②咽喉肿痛；③外伤出血。

性能特点： 本品苦寒清泄，味涩收敛。既能清热解毒，又能收湿敛疮，治水、火烫伤、湿疹、下肢溃疡；又能泻心肺之热，解毒消肿，治肺热咳嗽、咽痛、热淋。此外，还能祛瘀消肿、收湿止血，治外伤出血。

用法用量： 煎服，15～60克。外用，适量。

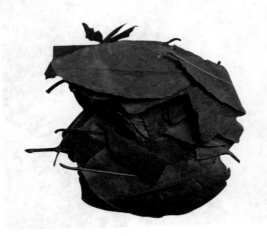

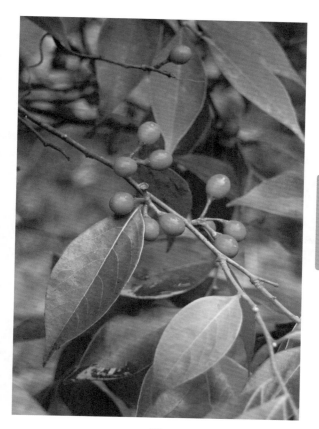

鱼腥草

基　　源： 为三白草科植物蕺菜*Houttuynia cordata* Thunb. 的干燥地上部分。

性味归经： 辛，微寒。归肺经。

功　　效： 清热解毒，消痈排脓，利尿通淋。

临床应用： ①肺痈，肺热咳嗽；②热毒疮痈；③热淋。

性能特点： 本品辛散寒清，专入肺经。功善清泄肺热，散痈排脓，为治肺痈吐脓、肺热咳嗽之要药；又能清热解毒，为治热毒疮痈常用之品；尚能清热除湿，利尿通淋，治淋涩痛。

用法用量： 煎服，15～25克；鲜品用量加倍，水煎或捣汁服。外用，适量。

使用注意： 不宜久煎。

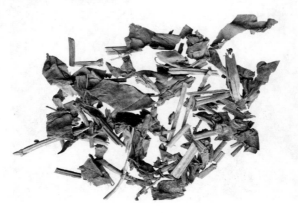

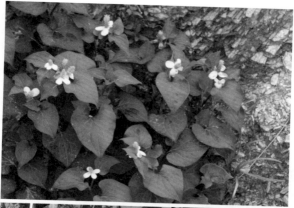

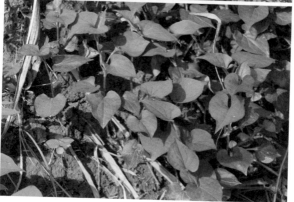

127

金荞麦

基　　源：为蓼科植物金荞麦*Fagopyrum dibotrys*（D. Don）Hara的干燥根茎。

性味归经：微辛、涩，凉。归肺经。

功　　效：清热解毒，排脓祛瘀。

临床应用：①肺痈吐脓，疮痈疖疮；②肺热咳嗽，咽喉肿痛。

性能特点：本品辛散凉清，专入肺经。善清肺热，既能清热解毒消痈，又能清肺痈化痰祛瘀，故以治肺痈咳痰浓稠腥臭或咳吐脓血为其所长；亦治外痈红肿疼痛。且可清肺利咽消肿，用治肺热咳嗽，咽喉肿痛。

用法用量：煎服，15～45克。外用，适量。

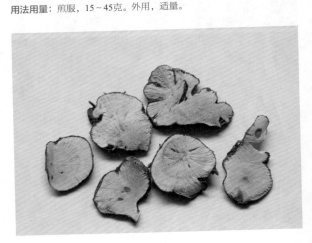

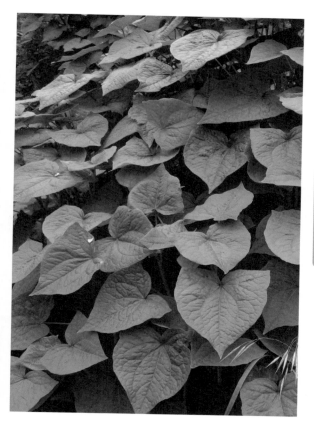

穿心莲

基　　源： 为爵床科植物穿心莲*Andrographis paniculata*（Burm. f.）Nees的干燥地上部分。

性味归经： 苦，寒。归心、肺、大肠、膀胱经。

功　　效： 清热解毒，凉血，消肿。

临床应用： ①肺热咳嗽、咽喉肿痛；②痈肿疮毒、毒蛇咬伤。

性能特点： 本品苦寒降泄。有清热泻火、解毒消肿之功，善清肺胃气分实热，常用治温病发热、肺热咳嗽、肺痈、咽痛；其清热解毒作用强而广泛；并有良好的清热燥湿之功。

用法用量： 煎服，6～10克。外用，适量。

使用注意： 本品味极苦，煎剂易致恶心呕吐，用量不宜过大，现多作丸、片剂服用；脾胃虚寒者不宜用。

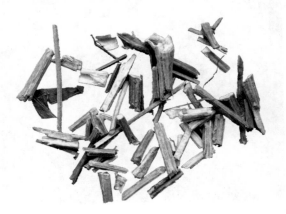

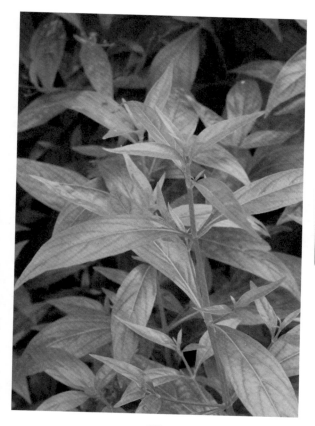

半边莲

基　源： 为桔梗科植物半边莲*Lobelia chinensis* Lour. 的干燥全草。

性味归经： 辛，平。归心、小肠、肺经。

功　效： 利尿消肿，清热解毒。

临床应用： ①疮痈肿毒，毒蛇咬伤；②臌胀水肿。

性能特点： 本品味辛行散、性平偏凉。功善解热毒，解蛇毒，消痈散肿，用治热毒疮痈，毒蛇咬伤。又能利水消肿，用治臌胀水肿。

用法用量： 煎服，10～15克；鲜品30～60克。外用，适量。

使用注意： 虚证水肿者忌用。

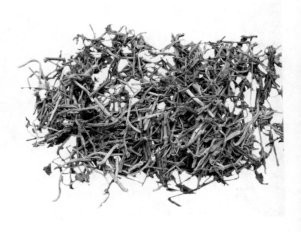

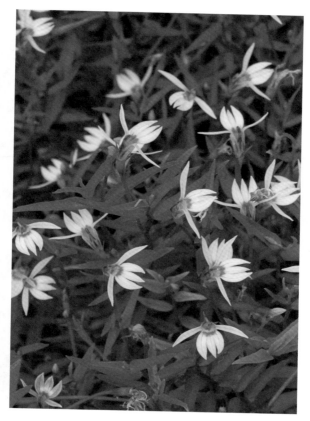

133

山慈菇

基　　源： 为兰科植物杜鹃兰*Cremastra appendiculata*（D. Don）Makino、独蒜兰*Pleione bulbocodioides*（Franch.）Rolfe或云南独蒜兰*Pleione yunnanensis* Rolfe的干燥假鳞茎。

性味归经： 辛，寒；有小毒。归肝、胃经。

功　　效： 清热解毒，化痰散结。

临床应用： ①痈疽疔毒，发背恶疮，瘰疬痰核；②癥瘕痞块。

性能特点： 本品辛散寒清。有清热解毒、消痈散肿、化痰散结之功；用治痈疽疮疡、瘰疬、癥积等证；近年来广泛用于癥瘕痞块和多种恶性肿瘤。

用法用量： 煎服，3～9克。外用，适量。

使用注意： 正虚体弱者慎用。

中药学速记　彩色图谱（第一册）

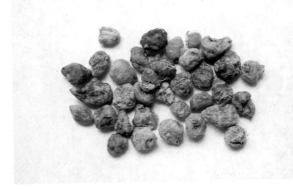

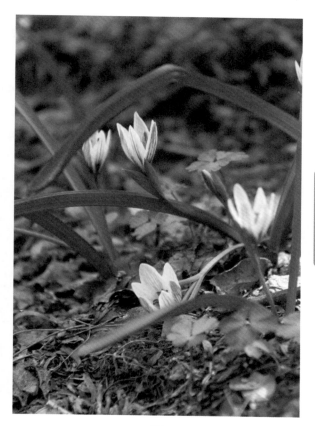

漏芦

基　　源： 为菊科植物祁州漏芦Rhaponticum uniflorum（L.）DC. 的干燥根。

性味归经： 苦，寒。归胃经。

功　　效： 清热解毒，消痈，下乳，舒筋通脉。

临床应用： ①热毒疮痈，乳痈；②乳房胀痛，乳汁不下；③湿痹拘挛。

性能特点： 本品苦寒泄热。长于清热解毒，消散痈肿，用治热毒疮痈，尤为治乳痈之要药；又有清热，通络下乳之功，治热壅乳房胀痛、乳汁不下；尚可舒筋通脉，用治湿痹拘挛。

用法用量： 煎服，5～9克。

使用注意： 正虚体弱者及孕妇、疮面平塌者忌服。

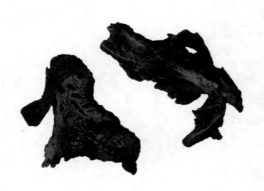

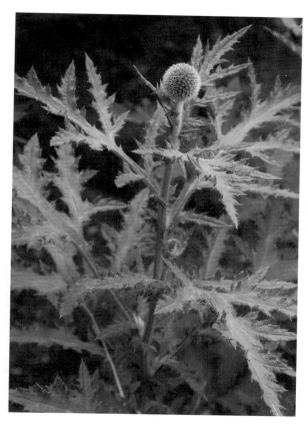

137

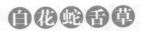

白花蛇舌草

基　源： 为茜草科植物白花蛇舌草*Oldenlandia diffusa*（Willd.）Roxb. 的全草。

性味归经： 苦、甘，寒。归胃、大肠、小肠经。

功　效： 清热解毒消痈，利湿通淋。

临床应用： ①疮疡肿毒，咽喉肿痛，毒蛇咬伤；②湿热淋证。

性能特点： 本品功善清热解毒，又能消散痈肿，凡热毒所致之证皆可应用，为治外痈、内痈之常品；尚可解蛇毒，用治毒蛇咬伤；且有清热利湿通淋之效，用治热淋涩痛。

用法用量： 煎服，15～60克。外用，适量。

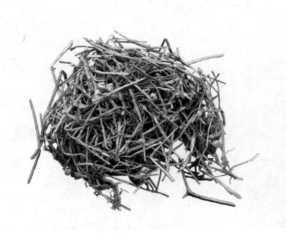

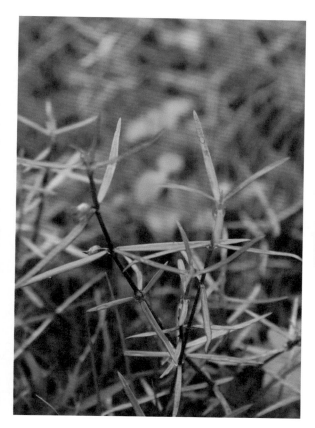

大血藤

基　　源：为木通科植物大血藤Sargentodoxa cuneata（Oliv.）Rehd. et Wils. 的干燥藤茎。

性味归经：苦，平。归大肠、肝经。

功　　效：清热解毒，活血，祛风止痛。

临床应用：①热毒肠痈，疮痈肿毒；②跌打损伤，风湿痹痛。

性能特点：本品味苦降泄、性平偏凉，主入大肠经。功善清热解毒，活血消痈，为治肠痈要药，尤以肠痈初起、热毒瘀滞、腹痛胀满者为宜。亦治热毒疮痈；且擅活血祛瘀止痛、祛风通络。

用法用量：煎服，9～15克。

使用注意：孕妇慎服。

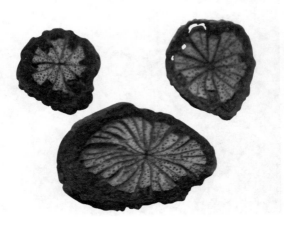

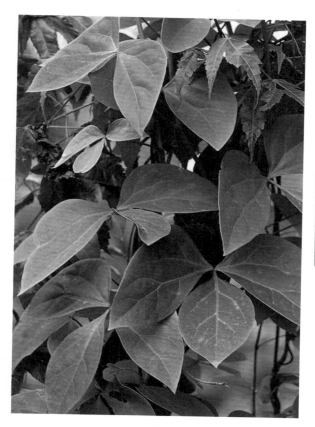

141

土茯苓

基　　源：为百合科植物光叶菝葜 *Smilax glabra* Roxb. 的干燥根茎。

性味归经：甘、淡、平。归肝、胃经。

功　　效：解毒，除湿，通利关节。

临床应用：①梅毒；②热淋，带下，疮痈，瘰疬。

性能特点：本品甘淡渗利，性平偏凉。长于解毒除湿，又能通利关节，解汞毒，为治梅毒要药。又治淋证、妇人带下、湿疹、疮痈、瘰疬等病证。

用法用量：煎服，15～60克。外用，适量。

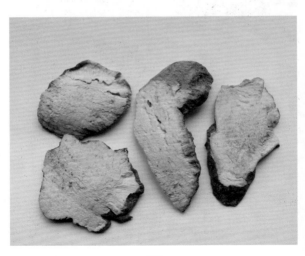

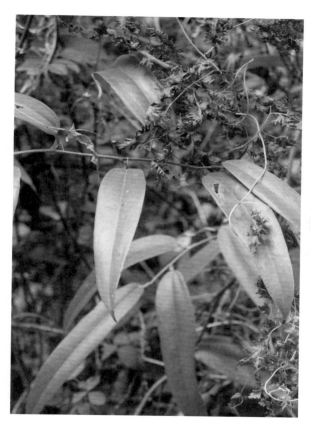

白蔹

基　　源： 为葡萄科植物白蔹 *Ampelopsis japonica*（Thunb.）Makino的干燥块根。

性味归经： 苦，辛，微寒。归心、胃经。

功　　效： 清热解毒，消痈散结，敛疮生肌。

临床应用： ①热毒疮痈；②水、火烫伤。

性能特点： 本品有清热解毒，消痈排脓，敛疮生肌之功，适用于疮痈各个阶段，疮痈初起用之可消散疮肿，脓成未溃用之能促使排脓，溃后不敛用之则敛疮生肌，诚为治疮痈之要药。

用法用量： 煎服，3～10克。外用，适量。

使用注意： 反乌头。

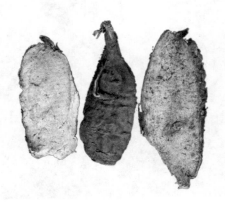

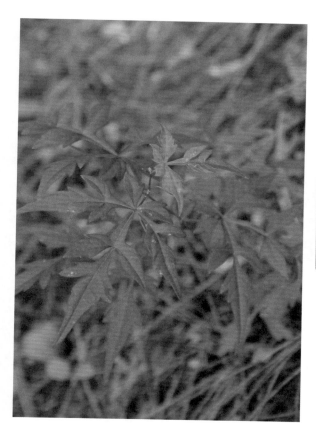

白头翁

基　　源： 为毛茛科植物白头翁*Pulsatilla chinensis*（Bge.）Regel的干燥根。

性味归经： 苦，寒。归胃、大肠经。

功　　效： 清热解毒，凉血止痢。

临床应用： 热毒血痢。

性能特点： 本品苦寒降泄。功善清热解毒，凉血止痢，尤善清大肠湿热及血分热毒，为治热毒血痢之良药，对湿热痢疾亦有良效。

用法用量： 煎服，6～15克。外用，适量。

使用注意： 虚寒泻痢者忌服。

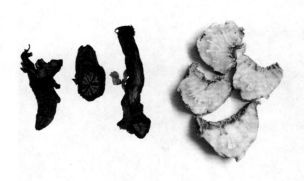

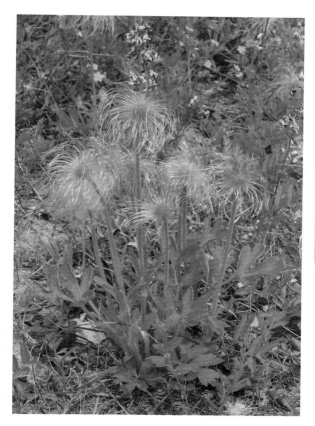

鸦胆子

基　　源： 为苦木科植物鸦胆子 *Brucea javanica*（L.）Merr. 的干燥成熟果实。

性味归经： 苦，寒；有小毒。归大肠、肝经。

功　　效： 清热解毒，截疟，止痢；外用腐蚀赘疣。

临床应用： ①热毒血痢，休息痢；②疟疾；③鸡眼，赘疣。

性能特点： 本品苦寒泄热。内服善清大肠热毒，燥湿杀虫止痢，为治热毒血痢、休息痢所常用。又有清肝胆湿热、杀虫截疟之效，用治疟疾。外用腐蚀赘疣，治鸡眼赘疣。

用法用量： 0.5～2克，以龙眼肉包裹或装入胶囊吞服。外用，适量。

使用注意： 本品对胃肠道及肝、肾均有损害，不宜多用久服。外用注意用胶布保护好周围正常皮肤，以防止对正常皮肤的刺激。孕妇及小儿慎用。胃肠出血及肝、肾病患者，应忌用或慎用。

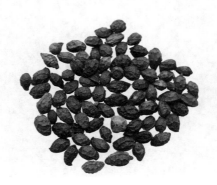

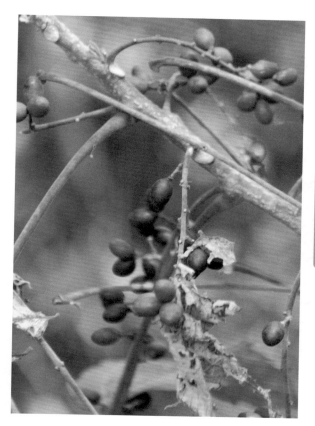

马齿苋

基　源： 为马齿苋科植物马齿苋*Portolaca oleracea* L. 的干燥全草。

性味归经： 酸，寒。归肝、大肠经。

功　效： 清热解毒，凉血止血，止痢。

临床应用： ①热毒血痢；②疮痈肿毒；③崩漏便血；④热淋，血淋。

性能特点： 本品味酸收敛、性寒质滑。功善清热解毒，凉血止血，又能收敛止血，为治热毒血痢之常品；亦治热毒疮痈，以及血热崩漏，便血；尚可利尿通淋，用治热淋、血淋等证。

用法用量： 煎服，15～30克；鲜品用量加倍。外用，适量。

使用注意： 脾胃虚寒者及孕妇慎用。

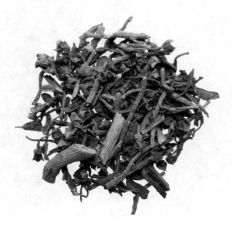

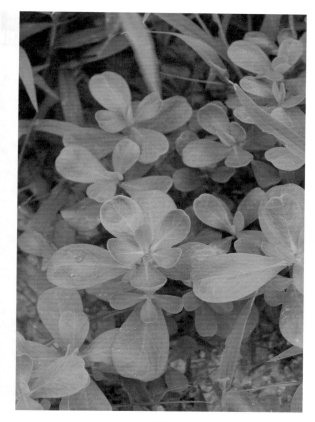

秦皮

基　源：为木犀科植物苦枥白蜡树*Fraxinus rhynchophylla* Hance、白蜡树*Fraxinus chinensis* Roxb.、尖叶白蜡树*Fraxinus szaboana* Lingelsh. 或宿柱白蜡树*Fraxinus stylosa* Lingelsh. 的干燥枝皮或干皮。

性味归经：苦、涩，寒。归肝、胆、大肠经。

功　效：清热燥湿，收涩止痢，止带，明目。

临床应用：①湿热或热毒痢疾，湿热带下；②目赤肿痛，目生翳障。

性能特点：本品苦寒泄热，主入大肠经。既能清热燥湿，又能解毒止痢，用治湿热、热毒壅阻大肠所致的痢疾；且能清热燥湿止带，用治湿热带下。尚入肝、胆经，有清泄肝热、明目退翳之效，用治肝火目赤、目生翳障。

用法用量：煎服，6～12克。外用，适量，煎洗患处。

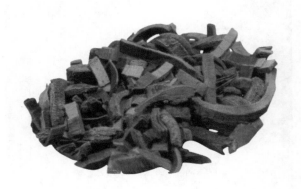

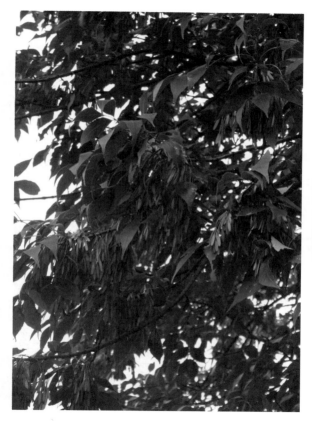

地锦草

基　　源： 为大戟科植物地锦*Euphorbia humifusa* Willd. 或斑地锦*Euphorbia maculata* L. 的干燥全草。

性味归经： 苦、辛、平。归肝、大肠经。

功　　效： 清热解毒，凉血止血，利湿退黄。

临床应用： ①热毒或湿热痢疾；②热毒疮痈，毒蛇咬伤；③出血，黄疸。

性能特点： 本品既能清热解毒止痢，又能凉血止血，清利湿热，用治热毒、湿热痢疾；又解疮毒、蛇毒，用治热毒疮痈、毒蛇咬伤。本品凉血止血之同时还可活血，具有"止血不留瘀"的特点。

用法用量： 煎服，9~20克。外用，适量。

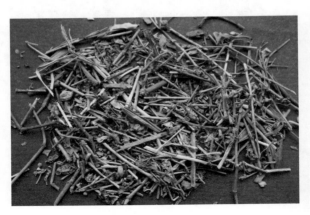

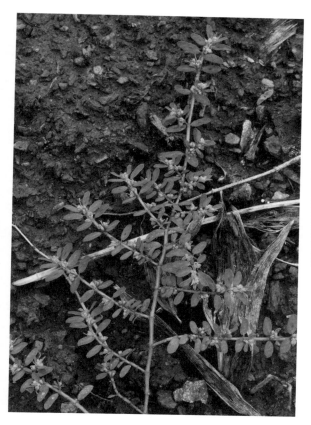

射干

基　　源： 为鸢尾科植物射干 *Belamcanda chinensis*（L.）DC. 的干燥根茎。

性味归经： 苦，寒。归肺经。

功　　效： 清热解毒，消痰，利咽。

临床应用： ①咽喉肿痛；②痰壅咳喘。

性能特点： 本品苦寒清泄，专入肺经。既善清肺解毒，利咽消肿，为治咽喉肿痛之要药；又善降火祛痰，为治痰壅咳喘之常品。

用法用量： 煎服，3～10克。

使用注意： 孕妇慎用。

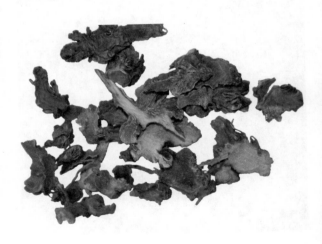

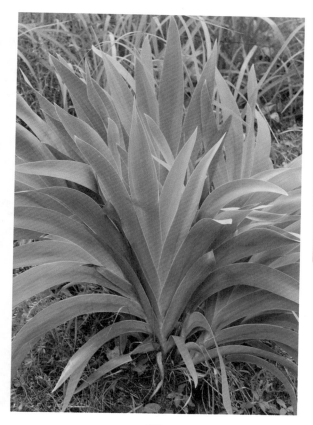

山豆根

基　源：为豆科植物越南槐*Sophora tonkinensis* Gapnep. 的干燥根及根茎。

性味归经：苦，寒；有毒。归肺、胃经。

功　效：清热解毒，消肿利咽。

临床应用：①咽喉肿痛；②牙龈肿痛。

性能特点：本品大苦大寒。功善清热解毒，消肿利咽，为治热毒蕴结、咽喉肿痛之第一要药；又能清肺胃热，以治胃火炽盛之牙龈肿痛及肺热咳嗽。

用法用量：煎服，3～6克。

使用注意：本品大苦大寒，且有毒，过量服用易引起呕吐、腹泻、胸闷、心悸等，甚至四肢厥冷、抽搐，故用量不宜过大。

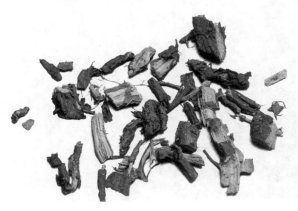

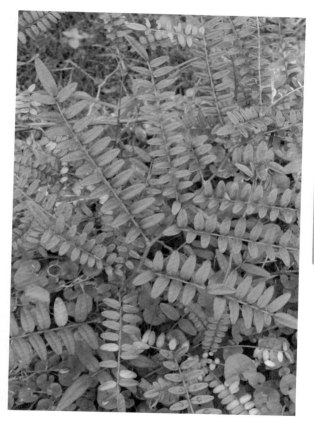

马勃

基　　源：为灰包科真菌脱皮马勃*Lasiosphaera fenzlii* Reich.、大马勃*Calvatia gigantea*（Batsch ex Pers.）Lloyd或紫色马勃*Calvatia lilacina*（Mont.et Berk.）Lloyd的干燥子实体。

性味归经：辛，平。归肺经。

功　　效：清肺利咽，止血。

临床应用：①咽喉肿痛，咳嗽失音；②吐血衄血，外伤出血。

性能特点：本品性辛行散，质轻升浮，性平偏凉，专入肺经。长于清肺热、解毒利咽消肿，用治咽喉肿痛、咳嗽失音；又具有较强的止血功效，用治各种出血证。

用法用量：煎服，2～6克。外用，适量，敷患处。

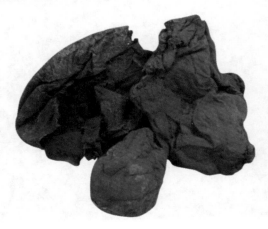

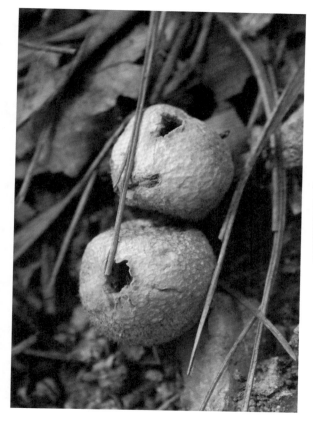

朱砂根

基　源： 为紫金牛科植物朱砂根*Ardisia crenata* Sims的干燥根。

性味归经： 微苦、辛，平。归肺、肝经。

功　效： 解毒消肿，活血止痛，祛风除湿。

临床应用： ①咽喉肿痛；②风湿痹痛，跌打损伤。

性能特点： 本品功善清热解毒，利咽消肿，用治咽喉肿痛；且入血分，有活血祛瘀，通络止痛，祛风除湿之功，用治风湿痹痛、跌仆伤痛。

用法用量： 煎服，3～9克。外用，适量。

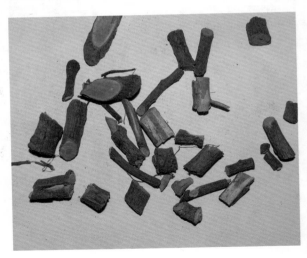

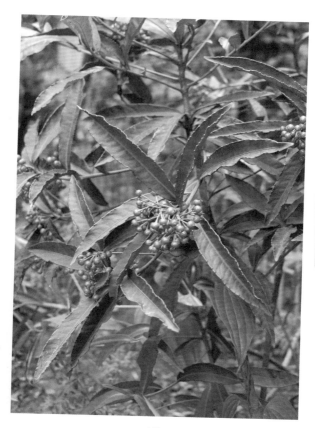

木蝴蝶

基　　源：为紫葳科植物木蝴蝶 Oroxylum indicum（L.）Vent. 的干燥成熟种子。

性味归经：苦、甘，凉。归肺、肝、胃经。

功　　效：清肺利咽，疏肝和胃。

临床应用：①咽喉肿痛；②肝胃气痛。

性能特点：本品主入肺经。功善清肺利咽，用治肺热咽痛、喑哑，尤治喑哑多用；兼入肝、胃经，又能疏理肝气，和胃止痛，用治肝胃气痛。

用法用量：煎服，1～3克。

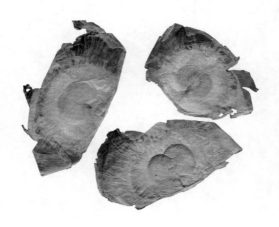

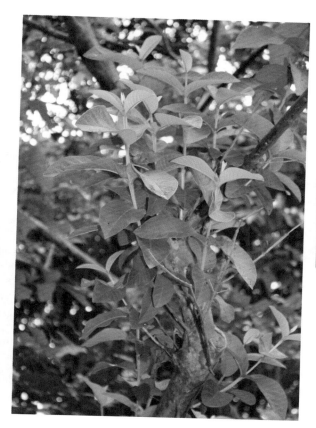

土牛膝

基　　源： 为苋科植物土牛膝*Achyranthes aspera* L.的干燥根及根茎。

性味归经： 苦、酸、平。归肺、肝经。

功　　效： 活血散瘀，利水通淋，清热解毒。

临床应用： ①咽喉肿痛；②痛经经闭；③热淋。

性能特点： 本品既能解毒利咽，用治咽喉肿痛，又能活血散瘀，以治痛经经闭、风湿痹痛；尚能利水通淋，可治热淋涩痛。

用法用量： 煎服，10~15克；鲜品加倍。

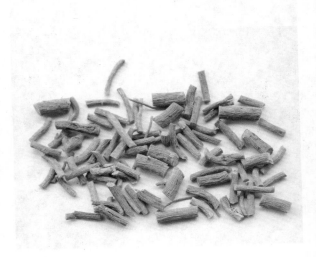

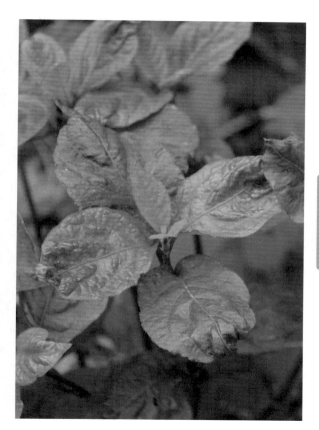

胖大海

基　　源： 为梧桐科植物胖大海*Stereulia lychnophora* Hance的成熟种子。

性味归经： 甘，寒。归肺、大肠经。

功　　效： 清热润肺，利咽开音，润肠通便。

临床应用： ①咽喉肿痛，咳嗽失音；②肠燥便秘。

性能特点： 本品甘寒清润，主入肺经。功善清热润肺，利咽开音，为治咽痛失音之佳品。且入大肠经，有清热润肠通便之功，用治燥热便秘。

用法用量： 沸水泡服或煎服，2～3枚。

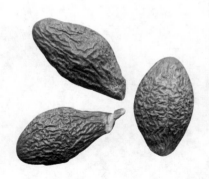

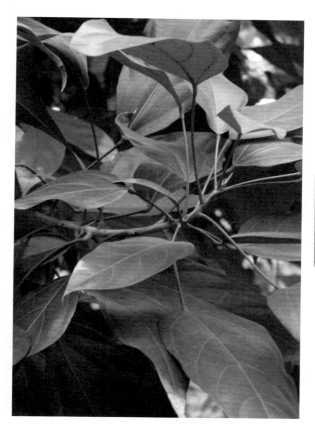

肿节风

基　源：为金粟兰科植物草珊瑚*Sarcandra glabra*（Thunb.）Nakai的干燥全株。

性味归经：苦、辛，平；有小毒。归心、肝经。

功　效：清热凉血，活血消斑，祛风通络。

临床应用：①血热斑疹；②风湿痹痛；③跌打损伤。

性能特点：本品功能清热凉血，活血消斑，用治血热发斑发疹，且辛散祛风，苦可燥湿，兼能祛风除湿，活血止痛，以治风湿痹痛、跌打伤痛。

用法用量：煎服，9～30克。外用，适量。

使用注意：本品有毒，用量不宜过大。

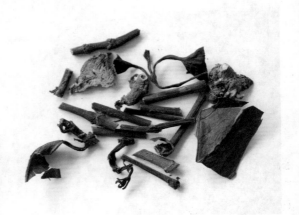

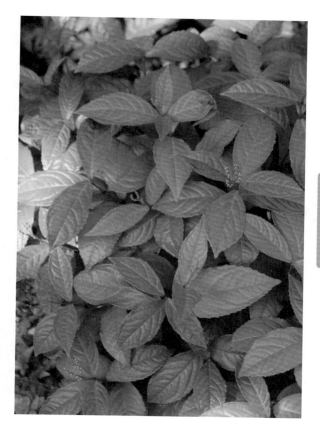

拳参

基　　源：为蓼科植物拳参*Polygonum bistorta* L. 的干燥根茎。

性味归经：苦、涩，微寒。归肺、肝、大肠经。

功　　效：清热解毒，消肿，止血。

临床应用：①疮痈瘰疬，毒蛇咬伤；②湿热泻痢；③血热出血。

性能特点：本品苦泄寒清，有清热解毒，凉血消痈，消肿散结之功，用治疮痈瘰疬、毒蛇咬伤；并能凉血止血，燥湿止痢，因其味涩，又可涩肠止泻，故亦用治湿热泻痢、血热出血；兼有凉肝息风止痉之功，可用治热病神昏、惊痫抽搐以及破伤风。

用法用量：煎服，5~10克。外用，适量。

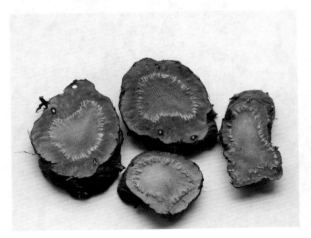

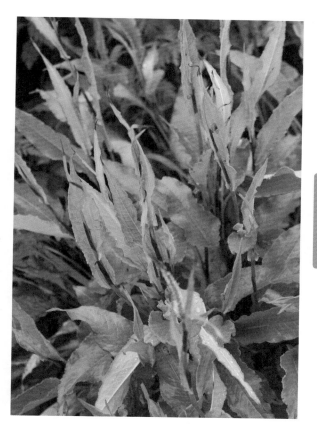

绿豆

基　　源： 为豆科植物绿豆 *Phaseolus radiatus* L. 的干燥或熟种子。

性味归经： 甘，寒。归心、胃经。

功　　效： 清热解毒，消暑，利水。

临床应用： ①疮痈肿毒；②药食中毒；③暑热烦渴尿赤。

性能特点： 本品甘润寒清。既能清解热毒，又能解药食之毒，用治疮痈肿痛及药食中毒；又善清热解暑，除烦止渴，利尿泻热，为药食两用之解暑佳品，用治暑热烦渴。

用法用量： 煎服，15～30克。外用，适量，研末调敷。

使用注意： 脾胃虚寒泄泻者忌用。

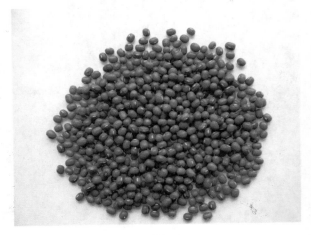

中药学速记　彩色图谱（第一册）

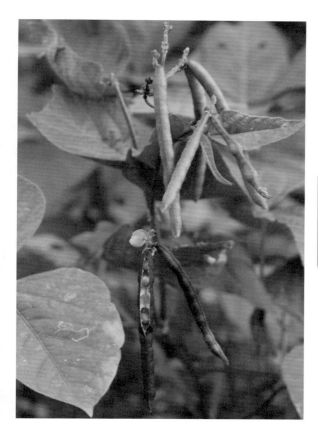

清热凉血药

地黄

基　　源： 为玄参科植物地黄*Rehmannia glutinosa* Libosch.的块根。

性味归经： 甘、苦、寒。归心、肝、肾经。

功　　效： 清热凉血，养阴生津。

临床应用： ①吐血衄血；②阴虚内热，骨蒸劳热；③津伤口渴，便秘。

性能特点： 本品苦寒清热，入心肝血分，为清热凉血要药。既善清营血热而治热入营血及血热出血证；甘寒质润，又能养阴润燥生津，治热病口渴、消渴及肠燥便秘等证；还用治阴虚内热、骨蒸潮热，或温病后期，夜热早凉。

用法用量： 煎服，10～15克；鲜品用量加倍，或以鲜品捣汁入药。

使用注意： 脾虚湿滞、腹满便溏者不宜使用。

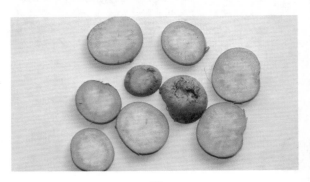

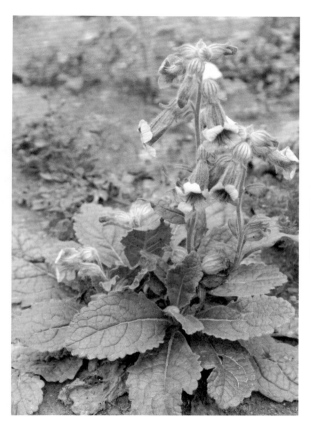

玄参

基　　源：为玄参科植物玄参*Scrophularia ningpoensis* Hemsl. 的干燥根。

性味归经：甘、苦、咸，微寒。归肺、胃、肾经。

功　　效：清热凉血，滋阴降火，解毒散结。

临床应用：①热入营血，温毒发斑；②热病伤阴，津伤便秘；③白喉。

性能特点：本品咸寒入血分而能清热凉血，甘寒质润而能清热生津，滋阴润燥，常用治温热病热入营血及热病伤阴等证；咸寒又有泻火解毒，软坚散结之功，用治目赤咽痛、瘰疬疮痈。

用法用量：煎服，9～15克。

使用注意：脾胃虚寒、食少便溏者不宜服用；反藜芦。

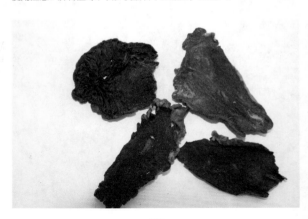

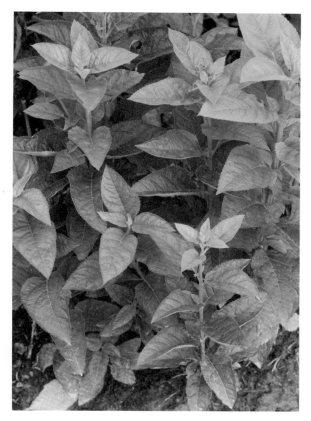

牡丹皮

基　源： 为毛茛科植物牡丹*Paeonia suffruticosa* Andr. 的干燥根皮。

性味归经： 苦、辛，微寒。归心、肝、肾经。

功　效： 清热凉血，活血化瘀。

临床应用： ①吐血衄血；②血滞经闭，痛经，跌打损伤，痈肿疮毒。

性能特点： 本品苦寒清热，辛行苦泄，入心肝血分。既能清热凉血、止血，治热入营血，发斑吐衄；又善活血化瘀，有"凉血而不留瘀"之特点，治瘀阻经闭痛经、跌打伤痛。辛寒而入阴分，清透阴分伏热，为治无汗骨蒸之佳品。

用法用量： 煎服，6～12克。清热凉血宜生用，活血祛瘀宜酒炙用。

使用注意： 血虚有寒、月经过多者及孕妇不宜用。

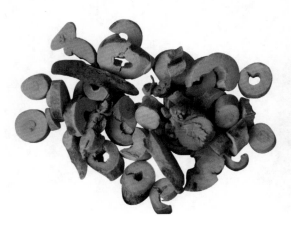

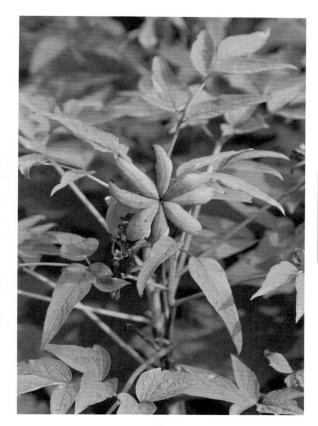

赤芍

基　　源： 为毛茛科植物赤芍*Paeonia lactiflora* Pall. 或川赤芍*Paeonia veitchii* Lynch的干燥根。

性味归经： 苦，微寒。归肝经。

功　　效： 清热凉血，散瘀止痛。

临床应用： ①吐血衄血；②经闭痛经，癥瘕腹痛，跌打损伤。

性能特点： 本品善走血分。既能清热凉血止血，为血热斑疹、吐衄等证所常用；又能活血散瘀止痛，为瘀血阻滞所致诸证多用。且能清肝明目，治肝火目赤。

用法用量： 煎服，6~12克。

使用注意： 血寒经闭不宜用；反藜芦。

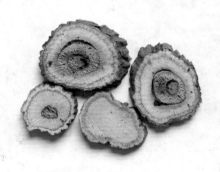

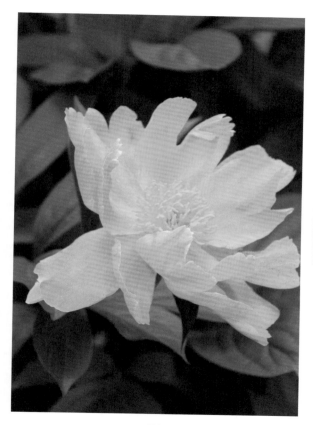

紫草

基　源： 为紫草科植物新疆紫草 *Arnebia euchroma*（Royle）Johnst. 或内蒙紫草 *Arnebia guttata* Bunge的干燥根。

性味归经： 甘、咸，寒。归心、肝经。

功　效： 清热凉血，活血解毒，透疹消斑。

临床应用： ①热毒血盛，斑疹紫黑；②疮疡，湿疹，水、火烫伤。

性能特点： 本品甘寒清热，咸入血，主入心、肝经，有凉血活血，解毒透疹之功，尤适用于血热毒盛、斑疹紫黑之症。凉血解毒，活血之功，又可用治疮痈、湿疹、水火烫伤。

用法用量： 煎服，5～10克。外用，适量，熬膏或用植物油浸泡涂搽。

使用注意： 本品性寒而滑利，脾虚便溏者忌服。

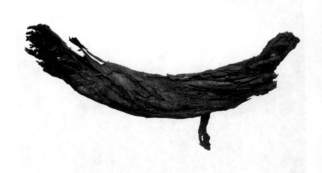

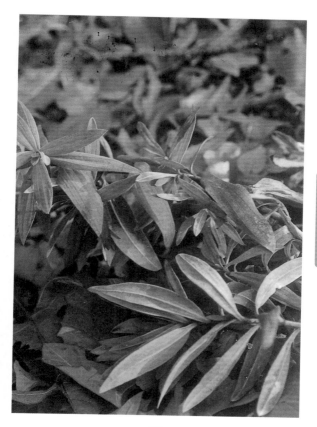

水牛角

基　源： 为牛科动物水牛*Bubalus bubalis* Linnaeus的角。

性味归经： 苦，寒。归心、肝经。

功　效： 清热凉血，解毒，定惊。

临床应用： ①神昏谵语，惊风，癫狂；②发斑发疹，吐血衄血。

性能特点： 本品苦寒，入心肝血分，可清心、肝二经血分邪热，而有清热凉血，泻火解毒，定惊之功，多用于热入营血所致高热烦躁、神昏谵语、惊风抽搐、癫狂及血热妄行所致斑疹吐衄。泻火解毒之功还可用治热毒壅盛所致咽喉肿痛、痈肿疮疡。

用法用量： 镑片或粗粉，煎服，15～30克，宜先煎3小时以上。

使用注意： 脾胃虚寒者忌用。

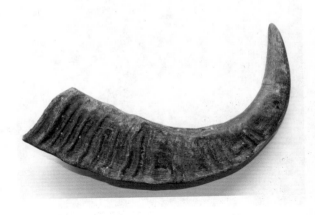

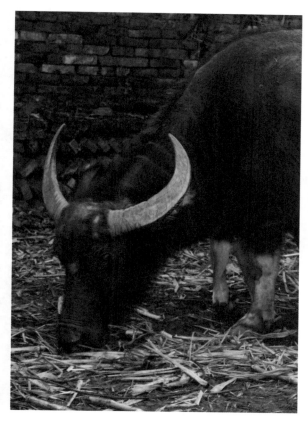

清虚热药

基　源： 为菊科植物黄花蒿 *Artemisia annua* L. 的干燥地上部分。

性味归经： 苦、辛，寒。归肝、胆经。

功　效： 清虚热，除骨蒸，解暑热，截疟。

临床应用： ①温邪伤阴，夜热早凉；②阴虚发热；③暑邪发热；④疟疾寒热。

性能特点： 本品苦寒清热，辛香透散，入肝、胆、肾经。既长于清透阴分伏热，用治热病伤阴发热；又善于退蒸除热，用治阴虚骨蒸发热。截疟之功甚强，善除疟疾寒热，为治疗疟疾之良药。

用法用量： 煎服，6～12克，不宜久煎；或鲜用绞汁服。

使用注意： 脾胃虚弱、肠滑泄泻者忌服。

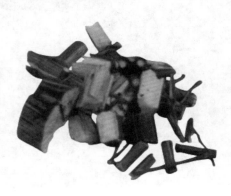

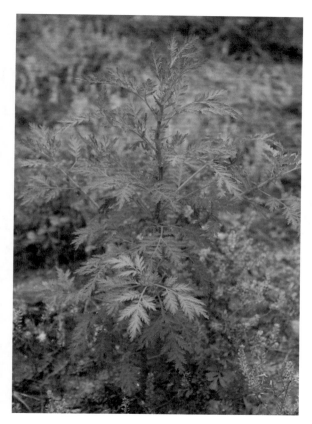

白薇

基　　源： 为萝藦科植物白薇 *Cynanchum atratum* Bge. 或蔓生白薇 *Cynanchum versicolor* Bge. 的干燥根及根茎。

性味归经： 苦、咸，寒。归胃、肝、肾经。

功　　效： 清虚热，凉血，利尿通淋，解毒疗疮。

临床应用： ①阴虚发热；②热淋，血淋；③痈疽肿毒。

性能特点： 本品苦咸寒，入血分。有清热凉血，益阴除热之功，尤善治阴虚或产后发热；又能清血中实热，治热病高热；且能清热利尿通淋，治热淋、血淋；此外，能清热解毒，用治疮痈，内服、外敷均可。

用法用量： 煎服，5～10克。

使用注意： 脾胃虚寒、食少便溏者不宜服用。

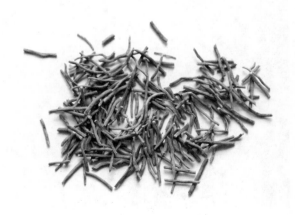

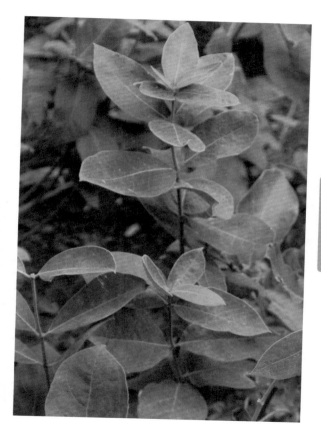

地骨皮

基　　源： 为茄科植物枸杞 *Lycium chinensis* Mill. 或宁夏枸杞 *Lycium barbarum* L. 的干燥根皮。

性味归经： 甘，寒。归肺、肝、肾经。

功　　效： 凉血除蒸，清肺降火。

临床应用： ①阴虚发热，骨蒸盗汗；②咯血衄血；③肺热咳嗽。

性能特点： 本品甘寒清润，入血分。能清肝肾之虚热，除有汗之骨蒸，为退虚热、疗骨蒸之佳品；又能凉血止血，治血热出血；且善清泻肺热，除肺中郁火，治肺热咳嗽。

用法用量： 煎服，9～15克。

使用注意： 外感风寒发热及脾虚便溏者不宜用。

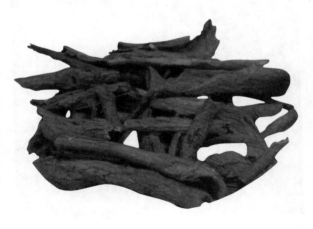

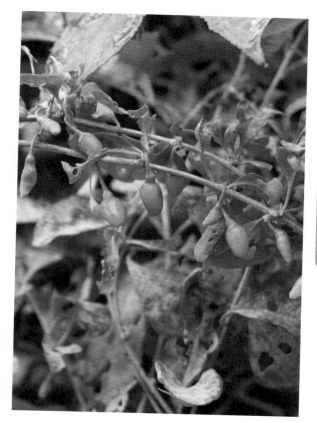

银柴胡

基　　源： 为石竹科植物银柴胡*Stellaria dichotoma* L. var. *lanceolata* Bge. 的干燥根。

性味归经： 甘，微寒。归肝、胃经。

功　　效： 清虚热，除疳热。

临床应用： ①阴虚发热，骨蒸劳热；②小儿疳热。

性能特点： 本品甘寒益阴。既善清阴分热邪，用于阴虚发热、骨蒸劳热、潮热盗汗等，又能除疳热，用于治疗小儿疳积发热。

用法用量： 煎服，3～10克。

使用注意： 外感风寒、血虚无热者忌用。

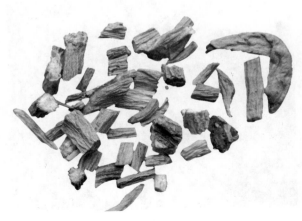

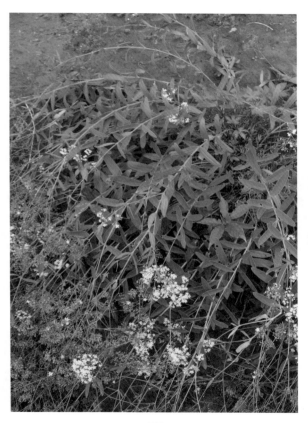

胡黄连

基　　源： 为玄参科植物胡黄连*Picrorhiza scrophulariiflora* Pennell的干燥根茎。

性味归经： 苦，寒。归肝、胃、大肠经。

功　　效： 退虚热，除疳热，清湿热。

临床应用： ①骨蒸潮热；②小儿疳热；③湿热泻痢，痔疮肿痛。

性能特点： 本品苦寒清热。既清虚热，除疳积，治阴虚发热、小儿疳积发热；又能清热燥湿，除胃肠湿热，用治湿热泻痢、痔疮肿痛。

用法用量： 煎服，3～10克。

使用注意： 脾胃虚寒者慎用。

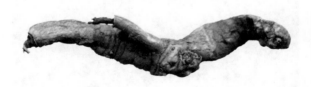

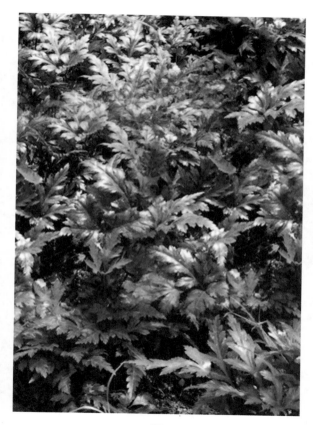

清热药

197

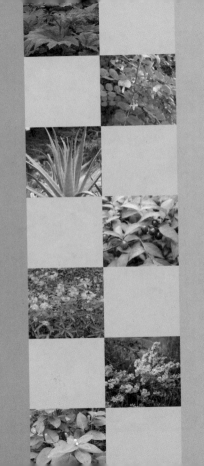

泻下药

攻下药

番泻叶

基　源：为豆科植物狭叶番泻 *Cassia angustifolia* Vahl、或尖叶番泻 *Cassia acutifolia* Delile 的干燥小叶。

性味归经：甘、苦，寒。归大肠经。

功　效：泻热行滞，通便，利水。

临床应用：①热结便秘；②腹水肿胀。

性能特点：本品苦寒降泄。长于泻积热，通大便，善治热结便秘，腹部胀满。小剂量可缓下，大剂量则峻下，其泻下作用强于大黄，且起效比较迅速。少用又能助消化，除积滞，善治食积便秘。

用法用量：煎服，2～6克，后下，或开水泡服。

使用注意：哺乳期、月经期妇女及孕妇慎用。不可大量服用。

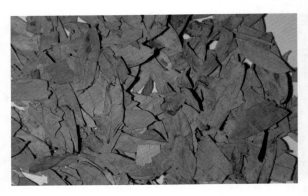

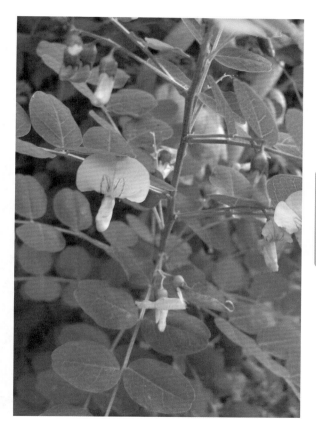

芦荟

基　　源： 为百合科植物库拉索芦荟 *Aloe barbadensis* Miller、好望角芦荟 *Aloe ferox* Miller的汁液经浓缩的干燥物。

性味归经： 苦，寒。归肝、胃、大肠经。

功　　效： 泻下通便，清肝泻火，杀虫疗疳。

临床应用： ①热结便秘；②烦躁惊痫；③小儿疳积。

性能特点： 本品苦寒沉降，入胃、大肠经。能清胃肠之热而泄热通便，可用于胃肠积热，热结便秘。又入肝经，长于清肝经实火，"凡属肝脏为病有热者，用之必无疑"（《本草汇言》），适用于肝经火盛之便秘溲赤、烦躁易怒、惊风抽搐等。

用法用量： 口服，2～5克，宜入丸、散。外用，适量，研末敷患处。

使用注意： 脾胃虚弱、食少便溏者及孕妇忌用。

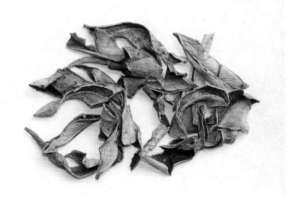

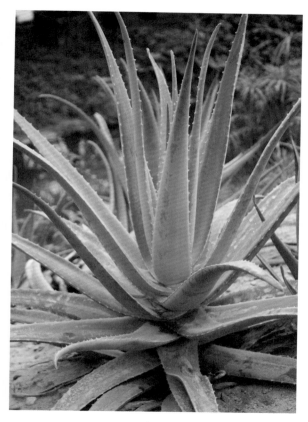

润下药

火麻仁

基　　源： 为桑科植物大麻*Cannabis sativa* L.的干燥成熟果实。

性味归经： 甘、平。归脾、胃、大肠经。

功　　效： 润肠通便。

临床应用： 肠燥便秘。

性能特点： 本品甘平，质润多脂。既善润肠通便，又兼滋养补虚，最宜用于老年、体弱、产妇津血不足之肠燥便秘者。

用法用量： 煎服，10~15克。打碎入煎。

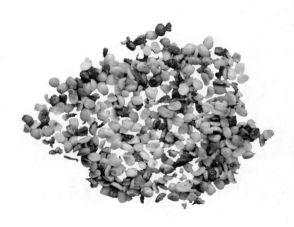

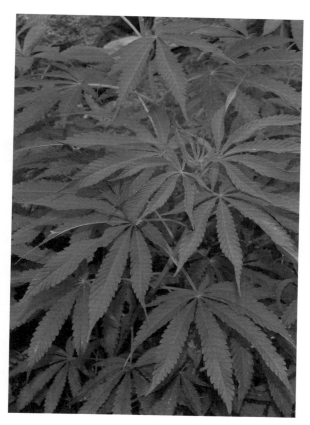

郁李仁

基　　源：为蔷薇科植物欧李 *Prunus humilis* Bge.、郁李 *Prunus japonica* Thunb. 或长柄扁桃 *Prunus pedunculata* Maxim. 的干燥成熟种子。

性味归经：辛、苦、甘、平。归脾、大肠、小肠经。

功　　效：润燥滑肠，下气利水。

临床应用：①肠燥便秘；②水肿胀满，脚气浮肿。

性能特点：本品辛散苦降，性平质润。能润肠通便，类似火麻仁而无补虚之功，且润中兼行大肠气滞，多用于肠燥便秘而有大肠气滞之实证。本品辛开苦泄，甘淡利水，又能下气利水消肿，用治水肿胀满、脚气浮肿或癃闭便秘、二便不通之阳实水肿之证。

用法用量：煎服，6~10克。打碎入煎。

使用注意：孕妇慎用。

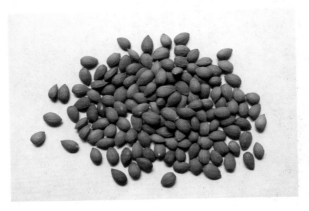

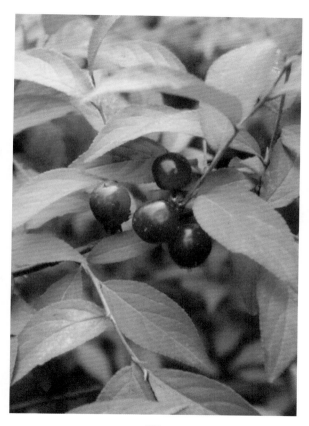

峻下逐水药

基　　源： 为大戟科植物甘遂*Euphorbia kansui* T. N. Liou ex T. P. Wang 的干燥块根。

性味归经： 苦，寒；有毒。归肺、肾、大肠经。

功　　效： 泻水逐饮，消肿散结。

临床应用： ①水肿，膨胀，胸胁停饮；②风痰癫痫；③疮痈肿毒。

性能特点： 本品苦寒降泄，为泻水逐饮之峻剂。善行经隧之水湿，使体内潴留之水饮从二便排出，主治水肿胀满、胸胁停饮及风痰癫痫；外用能消肿散结，治疗疮痈肿毒。

用法用量： 多入丸、散用，0.5~1.5克，内服醋炙以减轻毒性。外用适量，生用。

使用注意： 孕妇忌用；不宜与甘草同用；有效成分不溶于水，多入丸、散剂。

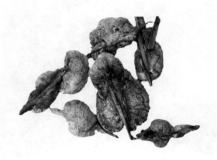

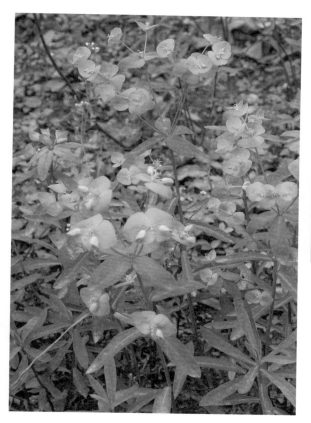

京大戟

基　　源： 为大戟科植物大戟 *Euphorbia pekinensis* Rupr. 的干燥根。

性味归经： 苦，寒；有毒。归肺、脾、肾经。

功　　效： 泻水逐饮，消肿散结。

临床应用： ①水肿，胸腹积水，痰饮积聚；②痈疮肿毒，瘰疬痰核。

性能特点： 本品苦寒有毒，药力较猛。善泻水逐饮，消肿散结，主治水肿胀满、胸腹积水、痰饮积聚、痈疮肿毒及瘰疬痰核等。

用法用量： 煎服，1.5～3克；或入丸、散服，每次1克。外用，适量，生用。

使用注意： 虚弱者及孕妇忌用；不宜与甘草同用。

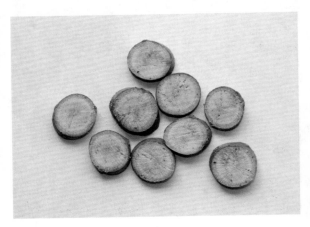

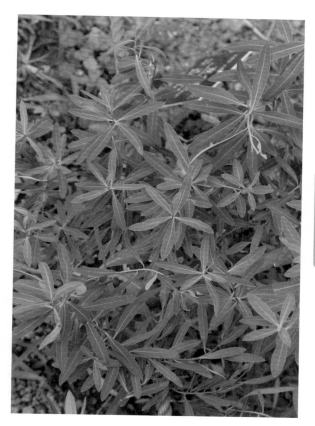

芫花

基　　源: 为瑞香科植物芫花*Daphne genkwa* Sieb. et Zucc. 的干燥花蕾。

性味归经: 苦、辛,温;有毒。归肺、脾、肾经。

功　　效: 泻水逐饮;外用杀虫疗疮。

临床应用: ①水肿,胸腹积水;②疥癣秃疮,痈肿,冻疮。

性能特点: 本品内服泻下作用强,善泻胸腹停饮,主治水肿、膨胀及寒痰喘咳等证。外用,杀虫疗疮,治疥癣秃疮、痈肿、冻疮。

用法用量: 煎服,1.5~3克;入散剂,研末吞服,每次0.6~0.9克,每日1次。内服醋炙以减轻毒性。外用,适量,生用。

使用注意: 虚弱者及孕妇忌用;不宜与甘草同用。

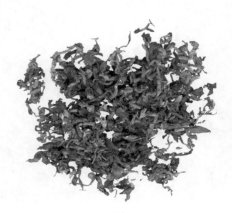

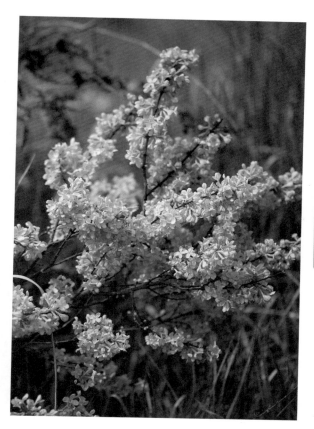

商陆

基　源： 为商陆科植物商陆 *Phytolacca acinosa* Roxb. 或垂序商陆 *Phytolacca americana* L. 的干燥根。

性味归经： 苦，寒；有毒。归肺、脾、肾、大肠经。

功　效： 逐水消肿，通利二便；外用解毒散结。

临床应用： ①水肿胀满，二便不通；②疮痈肿毒。

性能特点： 本品泻下作用较强，既善通利二便，主治水肿、膨胀等证，兼二便不利尤佳；又能消肿散结，治疮痈肿毒。

用法用量： 煎服，3～9克，内服醋制。外用，适量，生用，煎汤熏洗。

使用注意： 孕妇禁用。

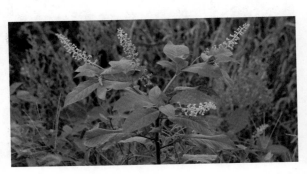